内科疾病护理实践与技术创新

徐玲燕 ◎ 主编

姜慧腾　李成超　张晓敏　梁　璐 ◎ 副主编

四川科学技术出版社

图书在版编目（CIP）数据

内科疾病护理实践与技术创新 / 徐玲燕主编；姜慧
腾等副主编 . -- 成都：四川科学技术出版社，2024.
12. -- ISBN 978-7-5727-1715-4

Ⅰ . R473.5

中国国家版本馆 CIP 数据核字第 2025044L12 号

内科疾病护理实践与技术创新
NEIKE JIBING HULI SHIJIAN YU JISHU CHUANGXIN

主　　编　徐玲燕

副 主 编　姜慧腾　李成超　张晓敏　梁　璐

出 品 人　程佳月

策划编辑　何晓霞

责任编辑　吴晓琳

营销编辑　刘　成

封面设计　恒俊文化

责任出版　欧晓春

出版发行　四川科学技术出版社

　　　　　成都市锦江区三色路 238 号　邮政编码 610023

　　　　　官方微博：http://weibo.com/sckjcbs

　　　　　官方微信公众号：sckjcbs

　　　　　传真：028-86361756

成品尺寸　185 mm × 260 mm

印　　张　9.5

字　　数　200 千字

印　　刷　成都一千印务有限责任公司

版　　次　2024 年 12 月第 1 版

印　　次　2025 年 3 月第 1 次印刷

定　　价　56.00 元

ISBN 978-7-5727-1715-4

邮　　购：成都市锦江区三色路 238 号新华之星 A 座 25 层　邮政编码：610023

电　　话：028-86361758

编 委 会

主　编　徐玲燕　景德镇市第三人民医院

副主编　姜慧腾　景德镇市第三人民医院
　　　　李成超　北京光熙康复医院
　　　　张晓敏　广州卫生职业技术学院
　　　　梁　璐　重庆大学附属肿瘤医院

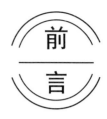

前言

    内科护理作为医学领域的重要分支，其发展不仅体现了现代医疗技术的先进性，更彰显了人类对健康维护与生命质量提升的不懈追求。随着老龄化社会的到来，慢性病患者逐渐增多，内科护理面临新的挑战。护理人员需不断学习新知识，掌握现代护理技能，并探索新的护理方式。信息技术的进步为内科护理提供了新方案，如电子健康记录、远程监控设备和人工智能辅助诊断系统等，极大丰富了护理手段，提升了护理精准度和患者满意度。

    本书深入探讨了护理学与护理管理的基础理论，以及内科护理中的新技术和常见症状的护理方法。内容覆盖了从护理学的基本概念到护理管理的实践应用，特别强调了信息化技术在提升护理管理效率中的关键作用。书中详细阐述了内科多个系统疾病的护理，包括呼吸系统、循环系统、消化系统，旨在提升护理人员的专业能力，优化护理流程，推动护理信息化，同时强调在护理过程中对患者的人文关怀，提高患者护理体验，为护理人员提供了专业的指导和参考。

    本书在编撰过程中，广泛吸收了众多医学著作和文献的精髓，并融入了最新的科学研究成果，力求在继承中创新。然而，由于笔者水平有限，书中可能存在疏漏和不足。笔者衷心希望读者提出宝贵意见，以便笔者能够不断学习和改进，以期为读者提供更高质量的内容。

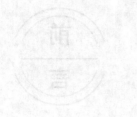

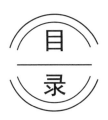

目 录

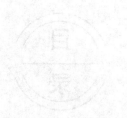

第一章 护理学与护理管理

第一节 护理学概述

一、护理学的定义

"护理"一词是由拉丁文"nutricius"演绎而来的,意为抚育、扶助、保护、照顾幼小、病患及伤残等含义。从事护理工作的人称为护士（nurse）。"护士"一词是20世纪初在上海召开第一次全国护士代表大会上钟茂芳副理事长提议的,将"nurse"译为"护",即具有保护、养育、爱护之意,并指出从事护理职业的人应具有专门的学问,所以应称为"士",故提议将"nurse"完整地译为"护士"且在会上一致通过,一直沿用至今。护校学生称为护生。

护理学是医学科学的一个重要组成部分,是以基础医学、预防医学、康复医学以及相关的社会科学、人文科学等为理论基础的一门综合性应用学科,它与人的健康密切相关。它是一门年轻的学科,距今仅有100多年的历史,是随着医学的发展逐步形成的,其历史虽短暂,但发展却十分迅速。护理学现已逐渐发展成为一门独立的学科和专业,并创立了一套自身的理论体系,具有很强的科学性、技术性、社会性和服务性。20世纪80年代,美国护士学会根据现代护理学的进展对护理学所下的定义已受到行业内普遍认同。其定义是:护理学是关于诊断和处理人类对现存的和潜在的健康问题的反应的科学。

（一）护理学是一门综合性应用学科

护理学是综合了自然科学、社会科学和人文科学等知识,为人类健康服务的一门综合性应用学科。

该定义提出护理学是研究人类对健康问题的反应,充分体现了护理学是一门为人类健康服务的学科。人类对健康问题的反应是多方面的,可以有生理的反应（如发热、腹泻）,需要用生物医学或其他自然科学知识和方法来解决,也可以有心理和精神方面的反应（如害怕、焦虑）,需要用心理学等知识和方法来处理。

（二）护理学研究的是整体的人

护理学把人作为一个既有生物属性又有社会属性的人。它认为护理学不仅研究现存的健康问题,还研究潜在的健康问题;服务的对象既包括患病的人,也包括未患病但有潜在健康问题的人。

（三）护理工作的基本方法是护理程序

护理学应用"诊断"和"处理"的工作方法来解决人类的健康问题，强调其基本方法是护理程序。

护理学提出应用护理程序的工作方法解决人类的健康问题，要求从事护理工作的人员必须具备识别（评估、诊断）反应的能力、制定解决健康问题的护理方案的能力（计划）、实施护理计划的能力（实施）和评价护理效果的能力（评价）。

（四）护理学把解决人的健康问题作为根本目的

护理的任务是"诊断和处理人类对现存的和潜在的健康问题的反应"，它根据人的不同健康状况采取不同的护理方式。对于尚未生病和健康状况良好的人，护理的任务是促进其更加健康或保持健康；对尚未生病或尚未有健康问题但处在危险因素中有可能出现健康问题的人，护理的任务是预防疾病；对已经患病或出现健康问题的人，护理的任务是协助康复；而对于病情危重或生命垂危的人，护理的任务是尽量减轻其痛苦或使之平静、安宁和有尊严地死去。

随着社会性的发展和科学技术的进步，护理学已逐步由"以疾病为中心"转变为"以患者为中心"，从而向"以人的整体健康为中心"的方向发展，研究自然、社会、文化、教育和心理等因素对人健康的影响，不断对人的生命过程提供全面、系统、整体的护理。

二、护理学框架的四个基本概念

现代护理学的框架由人、健康、环境及护理四个基本概念组成。

（一）人

护理学是研究人的健康、为人类健康服务的学科。人是护理学最关心的主体，对人的认识直接影响着护理学的研究领域、工作内容。

1. 人是一个整体

人和其他动物一样，都是一个生物机体，拥有受自然的生物规律所控制的器官、系统等。人又不同于其他动物，是一个有意识、思维、情感、富有创造力和社会交往能力的社会人。因此，人是一个包含了生理、心理、社会、精神等方面的有机统一体，任何一个方面的失调都会对整体造成影响。

2. 人是一个开放的系统

人作为一个生物机体，其内部各个器官、系统之间互相联系，不停地进行着各种物质和能量的交换；同时又作为一个整体，不断地与周围环境（如自然和社会环境）进行着能量、物质和信息的交换。因此人与环境可以互相作用和影响。

3. 人有其基本的需要

生长发育是生物机体的必然过程，人从出生到衰老以至死亡的不同生长发育阶段都有不同的需求，包括生理、心理、精神的需要。从维持生存出发，人首先必须满足生理的需要，如吃饭、饮水、呼吸、排泄、休息与活动等；其次，作为一个高级生物体，还需要社会交往与情感交流等心理与精神的需要。

4. 人拥有健康的良好愿望

每个人都希望有一个健康的身体和健全的心理状态，以此努力实现自己的个人价值。同时，每个人都有维护和促进自身健康的责任，在患病后应积极寻求帮助或自我努力恢复健康。

（二）健康

当今最具权威也最常被引用的健康的定义是世界卫生组织于 20 世纪 40 年代制定且提出的：健康是一种身体上、精神上和社会适应上的完好状态，而不仅仅是没有疾病和虚弱。此定义将健康的领域拓展到生理、心理及社会三个层面，此标准标志着理想的健康状况不仅仅是免于疾病的困扰，而且要有充沛的精神活力、良好的人际关系和心理状态。由此，健康是指个人在某一特定的条件下，生理、心理、社会、精神等符合其性别、成长与发育的需要，且适应良好的状态。

1. 最佳的健康状态

每个人由于生理、心理状态和社会适应能力等的不同，健康标准并非绝对一致，但每个人都可根据自身条件努力达到一个最佳的状态，若能发挥其最大功能，扮演好自己的角色，就是健康的。

2. 整体性的健全状态

人是一个具有生理、心理、社会等需要的整体，这几个部分应视为的不可分割的，健康是这几个方面整体表现的结果。例如截瘫患者，由于生理的残疾而给他带来心理、精神情绪、社会适应能力等的影响，如果他能正确地面对现实，保持积极乐观的态度，用轮椅代替双腿积极主动地融入社会生活之中，贡献个人才能，成就自己也服务于社会，就是创造了个人的最佳健康状态。

一般来说，一个人健康与否可用下列健康指标来衡量：①拥有健全的自我照顾能力。无论个体是否有病痛或残缺，若能把自己照顾得很好，享受人生并愉快地生活，即视为健康。②不会时刻关切自己身体的健康状况或某个特定的器官部位。通常人只有在身体某个器官或部位不舒服时才会意识到，如胃痛时才会想到胃，若没有特殊原因，时刻担心和怀疑身体哪里有病是不健康的。③感觉轻松、乐观。④精力充沛，体能的协调与效率良好。⑤享受人生，觉得生活过得愉悦、踏实。⑥面对问题时能平静松弛，能够适时放松心情，思考解决问题的合适方法。⑦不偏食，食欲佳。⑧维持恒定的体重。若体重在短时间内波动幅度大，说明存在健康问题。⑨休息和睡眠规律而充足。⑩日常生活有目的、有计划。⑪情绪平稳。遇到极端兴奋或挫折的情境时，能很快地适应且恢复情绪。

⑫ 良好而充分的社交生活。通常一个自信、人格健全、有能力和成就的人，会有好的社会调适能力与人际关系。

（三）环境

1.环境和人相互依存

人是不可能离开环境而生存的，这个环境包括人的内环境和外环境。内环境是指人体内的生物环境、化学环境、物理环境，如肠道菌群、体液的酸碱度、血压等。外环境主要包括自然环境和社会环境，自然环境又分为生物环境和物理环境，如空气、阳光、水被人们称为生物生存的三大要素等；社会环境指社会经济、文化、道德、风俗习惯、政治制度、法律等。另外，与医疗护理专业有关的环境即治疗性环境，是指健康保障人员在以治疗为目标的前提下创造出一个适合患者恢复身心健康的环境。

2.环境与人的健康密切相关

人的内外环境变化将影响人的健康。随着社会的发展、人平均寿命的延长和疾病谱的改变，环境对人的健康影响日益受到人们的广泛关注。如保护自然资源和生态平衡、控制环境污染、整顿社会治安、改善生活和工作条件、降低工作压力等，都是为了改善环境，提高人的健康水平。

（四）护理

1.护理是科学与艺术的有机结合

护士在向患者提供护理之前，必须掌握丰富的基础医学、预防医学、康复医学、药学以及相关的社会科学、人文科学知识等，根据患者的身心状况，严格遵循科学知识和规律提供科学的护理，而不能盲干或不讲科学。同时，护理工作又是一门艺术。护理的对象千差万别，病情各不相同，要求护士们针对每个不同的服务对象提供恰当的护理服务。护理对象包括患者及健康人。正如护理学的创始人南丁格尔19世纪50年代末指出的那样，护理使千差万别的患者都能达到治疗和康复需要的最佳身心状态，这本身就是一项最精细的艺术。

2.护理是一种助人的活动

护理的目标是帮助服务对象达到最佳的健康状态。护理活动以人的整体健康为出发点，贯穿于人的整个生命过程，无论面对的是患病还是健康的个体，都应根据生理、心理、社会等不同的需求，帮助其维持生存，协助其达到独立或自立状态，以达到完美的健康状态，为个体、家庭和社会提供健康服务。

3.护理是一个过程

护理是护士和服务对象之间互动的过程。护士在制订护理计划的过程中，要把服务对象作为一个自主的个体，他们有权对自身的健康作出决策，同时家属也应参与护理活动。

4.护理是一门独立的专业

随着护理学的发展，护理学已成为一门独立的学科，护理亦由一门单纯的操作技术逐渐发展成为一个独立的专业。它已充分具备了作为一个专业的特点。

（1）有明确的服务目的

护理是一种以服务他人为主要动机、致力于提高人类生活质量的行业，而护理专业有明确的服务宗旨，即以防病治病为手段，恢复、促进、维持人们的身心健康。同时制定了护理道德规范，作为护理人员的行为准则及评价标准。护士遵照护理道德规范要求，运用护理知识和技术为人们提供预防、治疗、康复、保健等各种服务，护士已成为健康服务系统中的一支主力军。

（2）有严格和正规的教育培训制度

护理已形成较完整的多层次、多规格教育体系，有中专、大专、本科、硕士、博士护理教育。护士必须经过正规的专业学校教育和培训，并在工作中持续接受不同形式的继续教育。工作单位根据护士接受教育程度的不同安排其岗位。

（3）具有本学科的理论体系和专业技术

一个学科必须具有本学科的理论体系和专业技术，否则就不能称为学科，也不能称为专业。护理学以自然科学、社会科学、人文科学等为基础构成其知识体系；以护理学基础、各专科护理学、护理心理学、护理伦理学、护理管理学、护理教育学等组成其理论体系，同时还具有本专业规范的护理操作技术。护士的知识获得除了通过正式的护理教育及培训以外，更要不断在护理实践中积累、研究与探讨，以寻求专业知识的更新，以及护理技能的提高。

（4）拥有制定专业政策和控制专业活动的能力

在制定本专业政策和控制本专业行为活动方面有一定的自主性和独立性。

①专业的从业人员，其执业资格的取得与职称是被社会认可与尊重的，同时也受法律的保护，未取得护理专业人员资格的人执行专业行为是违法的。②从业人员不仅有本专业独特的执业标准，而且具有自信且能自我负责。③在护理管理体制方面已自成系统，有明确的领导、指挥、组织、计划、控制等权力和职责。有护理人员培养、任用、考核、奖惩的自主权。④在护理管理上制定和建立有独立的护理质量评价标准和管理指标体系，作为检验和评价护理工作质量的依据，致力于专业质量的提高和专业的发展。

5.有一支热爱本专业且乐于奉献的护理队伍

护理作为一门助人的专业，已吸引了无数把护理工作视为终身工作，并愿意通过为他人服务而对社会有贡献的人。这些人组成了一支庞大的护理队伍，工作中表现出很强的团队精神。

6.有活跃和团结的专业组织

国际上有国际护士会，中国建立了中华护理学会。它们为繁荣护理事业、发展护理学科做出了努力。

7. 有社会公认的社会价值和贡献

护理服务于人，无论是对患病的人还是健康的人，无论是在炮火纷飞的年代还是和平安定时期，护士们救死扶伤，防病治病，为保障人民的身体健康作出了不朽的贡献，得到了国家和人民的认可。

三、护理学的任务与研究范畴

（一）护理学的任务

在护理学发展过程中，护理学的任务范围在逐渐扩大与变化。20 世纪 50 年代，国际护士会通过修订的《国际护士会护理伦理准则》明确了护理人员的基本责任为：促进健康、预防疾病、恢复健康并减轻痛苦。20 世纪 80 年代，中国著名护理专家王琇瑛提出护理学的主要任务是研究维护人的身心健康，预防疾病，在生老病死的各个阶段中配合医疗，进行护理，指导康复，慰藉垂危的患者。为此，护理的范围涵盖了从人出生到死亡的一切与健康促进、疾病预防、健康恢复和减轻痛苦等有关的护理活动。护理学的任务是研究维护人类身心健康及预防疾病和治疗疾病的护理理论与实践，以满足人类各生命阶段的护理需要，主要研究护理理论、预防保健、康复护理、临床护理、护理教育、护理科研及护理管理等内容。

（二）护理学的研究范畴

随着现代科学技术的迅速发展，自然科学与社会科学的相互交叉、相互渗透，护理学的内容也日益充实、扩展和更新。护理学是一门综合性应用学科，其研究范畴主要包括以下几个方面。

1. 护理学基础

护理学基础是一门实践性很强的学科，是专科护理的基础，包含护理人员从事本专业所必需的基础理论、知识和基础技能。

2. 专科护理

随着医学科学的发展，专科分化越来越细，对护理工作提出了更高的要求，因而出现了专科护理。专科护理根据专科的特点和需要，形成了各专科护理的理论和技术，并有了各自的研究领域。一般专科包括急诊科、内科、外科、妇科、产科、儿科、传染科、中医科、皮肤科、五官科（眼耳鼻咽喉科）、精神科、口腔科等。由于各专科的进一步发展，各专科又分化为若干专科，如外科可分为普通外科、骨科、泌尿外科、神经外科、心胸外科、烧伤外科、整形及美容外科，普通外科还可以分为肝胆外科、乳腺及甲状腺外科、肠道外科、小儿外科等；内科可以分为呼吸内科、消化内科、心血管内科、内分泌内科、血液内科等。重症医学科、康复科、老年科、透析中心等专科也得到了发展。老年护理、家庭护理、残疾人护理、临终关怀护理亦逐渐发展起来。

3. 护理管理学

护理管理学是卫生事业管理中的一门分支学科，是医院管理中的一个重要部分，是研究护理管理活动中的普遍规律、基本原理、管理方法和技术等的学科。

4. 护理教育学

护理教育学是一门研究护理教育规律的学科。其研究内容有护理教育目标、任务、制度、课程设置、教学方法与技巧、教学管理及师资的培养与提高等。

5. 护理科研

护理科研的发展关系到人类的健康和医学的进步。它通过科学的方法系统地认识与研究和人类有关的健康问题，探索解决健康问题的措施与方法，从而改进护理工作方法、提高工作效率，最终提高护理质量。

6. 护理心理学

护理心理学是一门护理学与心理学有机结合的边缘学科，是医学心理学的一个分支，也是医学模式转变中迅速崛起的新兴学科。它运用心理学的理论和方法，研究和解决护理过程中的心理问题，研究护理行为对患者心理学活动的影响，并实施适当的心理护理。

7. 护理伦理学

护理伦理学又称护理道德哲学，是伦理学与护理学相互交叉而产生的护理职业道德科学。它不仅是一种理论，更重要的是指导护士行为的准则。它是运用一般伦理学的道德原则来解决护理实践和护理学科发展中护士与患者、与社会之间关系问题的学科。

8. 护理社会学

护理社会学是一门从社会的角度，运用社会科学理论和方法研究护理学科领域里的社会现象、社会关系和社会问题的学科。它着重研究护理服务对象的社会、文化、教育、心理、生活方式和行为等因素对疾病、健康的影响，研究护士与社会之间的关系，特别是医护患之间及其与社会之间的关系，以及由此而产生的有关护理的社会问题。

9. 护理法学

护理法学是一门研究和解决护理职业法律标准化的学科。它的宗旨在于确立护士的法律地位以及对患者应负的法律责任。

10. 中医护理学

中医护理学是在总结了具有悠久历史的中医护理实践和积累的宝贵经验的基础上发展而来的，它作为中国现代护理学的一个不可缺少的组成部分，是运用中医对人的整体观念、人与自然的辩证关系，对患者辨证施护的应用学科。

四、护理人员的职业道德

职业道德是从事一定职业的人们在职业生活中所应遵循的道德规范，以及与之相适应的道德观念、情感和品质的总和。它是社会道德在职业生活中的特殊表现，在阶级社会中它反映了一定阶级对一定职业人们的特殊要求，又带有职业和行业特征。从事不同行业的劳动者均有不同的道德要求。护士必须自觉地加强护理职业道德修养，做一个有理想、有道德、有文化、有纪律的合格护士。

（一）护理道德的概念

护理职业道德简称护理道德，是医学道德的重要组成部分。护理道德是在护理服务过程中护患之间、护士与护士之间、护士与其他医务人员之间、护士与社会之间相互关系所应遵循的行为准则和规范。

（二）护理道德基本原则

护理道德基本原则是指护理人员在护理实践中，调整各种人与人之间关系所应遵循的根本指导法则或标准，也是评价护理人员在职业生活中行为品质的根本标准，它是各种护理道德的总纲和精髓。我国的护理道德基本原则是：防病治病，救死扶伤，实行社会主义的人道主义，全心全意为人民的身心健康服务。

（三）护理道德规范

护理道德规范是在护理道德基本原则的指导下，协助护士与患者、护士与其他医务人员、护士与社会之间关系应遵循的行为准则和具体要求，也是培养护士道德品质的具体标准。

1.护理道德规范的基本原则

国际护士会于20世纪50年代就制定了《国际护士会护士伦理准则》，随后又进行了多次修改，供各国参考。原国家卫生部（今国家卫生健康委员会）于20世纪80年代颁布了《中华人民共和国医院工作人员守则和医德规范》，提出了有关护理人员道德规范的要求。护理人员的服务对象是人，其中大部分是患者，在医院中与患者的接触最为密切。护理人员道德水准的高低，其行为是高尚还是卑劣、是善良还是丑恶、是公正还是偏私，主要反映在与患者的关系上，直接影响着患者的治疗效果和康复的快慢。

2.护理道德规范的基本内容

①热爱护理专业，坚守工作岗位。护理人员应对自己的职业充满热爱，保持高度的敬业精神。护理人员应始终坚守在工作岗位上，尽职尽责，不推卸责任。这份热爱是护理人员职业道德的基石，只有真正热爱护理工作，才能全身心地投入其中，为患者提供高质量的护理服务。

②救死扶伤，践行人道主义精神。救死扶伤是护理人员的神圣职责。护理人员应以患者为中心，全力以赴地解除患者的病痛，全心全意为人民服务。在践行人道主义精神的过程中，护理人员应始终保持对患者的关爱和尊重，不因患者的身份、地位而有所偏袒或歧视，应给予每一位患者最真诚的关怀和照顾。

③尊重患者权利,严守患者隐私。尊重患者的人格和权利是护理道德规范的重要组成部分。护理人员应尊重患者的知情权、选择权和隐私权,确保患者的隐私和秘密不被泄露。在与患者交流时,护理人员应使用文明礼貌的语言,态度诚恳,耐心细致地解释,以建立和谐的医患关系。

④严谨认真工作,确保护理安全。护理人员对待工作应严谨认真,一丝不苟,应认真执行医嘱,细致观察病情,确保护理工作的准确性和安全性。在工作中,护理人员应严格遵守各项操作规程和规章制度,不马虎大意,以免给患者带来不必要的伤害。这种严谨认真的工作态度是保障护理安全的关键。

⑤仪表端庄得体,举止文明规范。护理人员的仪表和举止是患者对其专业形象的第一感知。因此,护理人员应保持仪表整洁、得体,举止端庄、文明规范。在抢救患者时,应敏捷果断,各种治疗动作要轻柔、准确,尽量减少患者的痛苦。同时,护理人员还应注重提升自身的修养和素质,以良好的职业形象赢得患者的信任和尊重。

⑥持续学习更新,提升护理技能。护理学科是一个不断发展的领域,新的理论和技术层出不穷。因此,护理人员应具备终身学习的理念,不断更新自己的专业知识和护理技能。通过参加培训、阅读专业书籍和文献等方式,不断提高自己的业务水平。同时,护理人员还应具备求实进取的精神,不断钻研业务技术,精益求精,以适应不断变化的医疗环境和患者需求。

⑦遵纪守法廉洁,维护职业形象。护理人员应遵守国家法律法规和医院的各项规章制度,严格执行各项医疗制度。在工作中,应廉洁奉公,不收受、索取患者钱物,自觉抵制商业贿赂。同时,护理人员还应具备诚实守信的品质,保守医疗秘密和患者隐私,不向任何单位、部门或个人泄露患者的信息。这种遵纪守法、廉洁行医的职业操守是维护护理人员职业形象的重要保证。

第二节 护理管理

一、护理管理概述

(一)护理管理的概念

世界卫生组织对护理管理的定义为:护理管理是为了提高人们的健康水平,系统地利用护士的潜在能力和其他有关人员、设备、环境及社会活动的过程。其任务是研究护理工作的特点,找出其规律性,对护理工作的诸要素进行科学的管理,使护理系统得到最有效的运转,以提高护理质量。根据工作内容不同,护理管理可分为护理行政管理、护理业务管理、护理教育管理、护理科研管理。以下主要介绍前三者。

1. 护理行政管理

护理行政管理主要是依据国家有关的法律法规及医院管理的规章制度，对护理工作进行组织管理、物资管理、经济管理等。

2. 护理业务管理

护理业务管理是指为保持和提高护理工作效率和质量而进行的业务技术管理活动，包括护理规章制度、技术规范、质量标准的制定、执行和控制，新业务、新技术的开展和推行等。

3. 护理教育管理

护理教育管理是指为提高各级护理人员的综合素质和业务水平而采取的招聘、培训、任用活动的管理过程，包括护生的教学安排、新护士的岗前培训、在职护士的培训提高等。

（二）护理管理的特点

由于护理是诊断和处理人类对现存的和潜在的健康问题的反应的一门独立学科，因此护理管理除了具有管理的基本特性外，还具有自身的特点。

①护理管理具有独立性。护理人员在工作中要综合应用自然科学和社会科学方面的知识，帮助、指导患者保持或重新获得身心健康。因此，护理管理不仅涉及护理部主任、护士长的工作和责任，更包括了护理人员在为患者提供护理过程中进行计划、组织、指导、实施、评价等内容。

②护理管理要适应专业对护士素质修养的特殊要求。

③护理管理要适应护理工作的科学性和服务性的要求。护理与相关部门的联系应该是广泛而有效的，搞好与相关部门的协调工作也是护理管理的特点。

④由于护理工作具有连续性强、夜班多、护理人员中女性占绝大多数、护理技术操作多、接触患者密切、责任重大等特点，决定了护理管理工作还应着眼于处理这些工作特性带给护理人员的心理和生理问题。

（三）护理管理的发展趋势

1. 管理人性化

积极培养、合理使用、充分挖掘护理人员的积极性和创造性，把以人为本的管理理念贯穿于整个护理管理过程。

2. 打造护理品牌

了解患者的需求、医院的目标及国家有关医疗卫生的法律法规，培养各学科的护理专业人才，塑造良好的护理专业形象，持续提高护理质量，创建医院护理品牌，是现代护理管理的目标之一。

3. 信息管理自动化

随着计算机技术的广泛应用和信息管理技术的发展，在护理管理过程中通过实现办公自动化，建立广泛的信息网络，提高护理管理工作效率。

4.护理人才专业化

从发展的趋势看，将来医院护理管理者应既是临床护理专家，又是管理专家。护理部主任或护理副院长应有护理专业和管理专业的本科及以上的双学历；护士长应具有护理专业大专以上学历，并且上岗前要经过严格的管理知识的培训。

5.管理科学化

护理的基本职能是防病治病，促进健康，减少死亡，有计划地培养临床专业化的护理骨干，建立和发展临床专业护士。目前中国护理人员在普遍短缺的情况下，除履行基本职能外，还要承担大量的非护理性工作。应建立临床护理支持系统，包括医院环境清洁与物品供应系统、患者运送系统等，把时间还给护士，把护士还给患者，是医院及护理工作发展的需要。

6.护理服务社会化

在当前卫生资源有限的情况下，要想满足人们日益增长的医疗保健需求，卫生服务的重点必须由临床治疗转向社区防治。护理服务社会化将成为今后护理管理的重要内容。

（四）我国护理组织的管理体制

1.各级卫生行政组织中的护理管理机构

国家卫生健康委员会下设的医政司护理处是国家卫生健康委员会主管护理工作的职能部门。负责为全国城乡医疗机构制定和组织实施有关护理工作的政策、法规、人员编制、规划、管理条例、工作制度、职责和技术质量标准等；配合教育、人事等部门对护理教育、人事等工作进行管理；并通过护理中心进行护理质量控制和技术的指导、专业骨干培训和国际合作交流。

各省（市、自治区）卫生健康委员会均有1名主任分管护理工作。除个别省（市、自治区）外，地（市）以上卫生健康委员会普遍在医政处（科）配备1名护理专干全面负责本地区的护理管理。部分县卫生健康委员会也配备了专职护理管理干部。

各级卫生行政部门的护理管理职责和任务是：组织贯彻护理工作的方针、政策、法规和护理技术标准；提出并实施发展规划和工作计划，检查执行情况；组织经验交流；听取护理工作汇报，研究解决存在的问题；并与中华护理学会各分会互相配合。

2.医院内护理组织系统

根据国家卫生健康委员会规定，县及县以上医院设护理部，实行院长领导下的护理部主任负责制。科护士长在护理部主任的领导下，全面负责本科的护理管理工作。

护士长是医院病房和其他基层单位（如门诊、急诊、手术室、供应室、产房、重症监护室等）护理工作的管理者。病房护理管理实行护士长负责制。护士长在护理部主任（或总护士长）、科护士长领导下，负责病房的护理管理工作。

二、护理质量管理

（一）护理质量管理的基本概念

1.护理质量的概念

护理质量指护理人员为患者提供护理技术和生活服务的过程和效果以及满足服务对象需要的程度。随着医学模式的转变和现代护理观的形成，护理学学术体系不断完善，护理的内涵与职能范围不断拓展，从广义上讲，护理质量包含了以下四个方面：①护理是否使患者达到了接受检查、治疗、手术和康复的最佳状态。这一质量概念的实质是主动性服务质量。②护理诊断是否确切、全面，并动态监护病情变化和心理状态的改变。③护理人员能否及时、正确、全面地完成护理程序，并形成完整的护理文件。针对不同患者的需要，实现护理服务程序化、规范化、个体化，使护理工作的各个环节符合质量标准。④护理工作能否在诊断、治疗、手术、生活服务、健康教育、环境管理及卫生管理方面完成协同作业，并发挥协调作用。这一质量概念，突出反映了护理质量的全面性、广泛性。

护理质量的评价可用公式来表达：护理质量＝实际服务质量－服务对象的期望值。由公式可以看出，虽然临实际服务质量一样，却因服务对象的期望值不同出现不同的结果。有效沟通，了解服务对象的期望值，对护理质量的评价具有现实意义。

2.护理质量管理的概念

护理质量管理是指按照护理质量形成的过程和规律，对构成护理质量的各要素进行计划、组织、协调和控制，以保证护理服务达到规定的标准、满足和超越服务对象需要的活动过程。

3.护理质量管理的作用

护理质量管理有利于更好地满足患者的需求；有利于提高组织的市场竞争力；有利于护理学科的发展；有利于护理队伍建设。

（二）护理质量管理的原则

1.以患者为中心的原则

护理过程的每个环节都关系到患者的安危，因此必须坚持患者第一，满足患者的需要。

2.以预防为主的原则

对护理质量管理全程各个环节都应充分重视，经常分析各种影响因素，加以控制，把质量问题消灭在形成的过程之中。一是"防止再发生"，其基本程式是：问题—分析—导因—对策—规范；二是"从开始就不允许失败"，其基本程式是：实控—预测—对策—规范，这是根本意义上的预防。

3. 标准化原则

质量标准化是护理质量管理的基础工作，包括制定护理工作质量标准、规章制度、岗位责任制度、操作规程以及质量检查标准等。

4. 事实和数据化的原则

护理人员要正确反映护理质量状况，必须以客观事实和数据为依据。不能用数据表达的现象，用事实做定性描述，并尽可能把它数据化，才能准确反映护理质量水平。

5. 以人为本，全员参与的原则

护理人员应重视人的作用，调动人的主观能动性和创造性，发动全员参与是实施护理质量管理的根本。

6. 持续改进的原则

质量改进是护理质量管理的核心。护理人员要满足服务对象不断变化的需求，护理质量管理必须坚持持续改进的原则。护理人员应对影响护理质量的因素具有敏锐的洞察能力、分析能力和反省能力，不断地发现问题、提出问题、解决问题。

（三）护理质量管理的基本方法

护理质量管理需要有一套科学合理的工作方法，即按照科学的程序或步骤进行护理质量管理活动。此外，还需要有行之有效的管理方法和技术作为支持，才能取得不断提高质量的良好效果。

1. 护理质量管理的基本工作制度

护理质量管理的基本工作制度是临床护理工作客观规律的反映，是护理质量管理的基础。该制度分为岗位责任制、一般护理管理制度以及各护理业务部门的工作制度。

（1）岗位责任制

岗位责任制对各级护理人员的岗位职责和工作任务进行了明确的规定，把职务责任落实到每个岗位和每个人。其目的是人人有专责，事事有人管，既有分工又有合作，从而有利于提高工作效率和质量，也有利于各项护理工作的顺利开展。

护理岗位责任制是按护理人员行政职务或业务技术职称制定的不同职责范围和行为规范。岗位职责不是一成不变的，它是随着护理工作内涵的延伸和医院管理的不断发展而进行调整、补充和发展的。

（2）一般护理管理制度

一般护理管理制度指护理行政管理部门与各科室护理人员需共同贯彻执行的制度。主要包括：患者出院、入院制度；值班、交接班制度；查对制度；分级护理制度；抢救工作制度；消毒隔离制度；护理质量缺陷管理制度；特殊药品、器材管理制度；饮食管理制度；护士长夜班总值班制度；会议制度；护理查房制度等。

（3）各护理业务部门的工作制度

各护理业务部门的工作制度指具体部门的护理人员需共同遵守和执行的有关工作制度。主要包括：病房、门诊、急诊、手术室、产房、供应室、重症监护室等单元的工作制度。

2.护理质量的标准化管理

（1）护理标准体系

护理标准体系是指为实现护理标准化目的，将有关的标准按其内在联系形成的有机整体。护理标准体系包括以下四个层次，即国际标准体系、国家标准体系、地方标准体系、医院标准体系。

（2）常用护理质量标准

常用护理质量标准包括：①护理技术操作质量标准。护理技术操作包括基础护理技术操作和专科护理技术操作。②护理管理质量标准。护理部、科护士长、护士长工作质量标准，病室管理质量标准，各部门管理质量标准，各级护理人员岗位责任。③护理文件书写质量标准。④临床护理质量标准。整体护理质量标准，特级护理、一级护理质量标准，基础护理质量标准，急救物品管理质量标准等。

3.护理质量管理的方法——PDCA 循环

PDCA 循环就是按照计划（plan）、实施（do）、检查（check）、处理（action）四个阶段来进行质量管理。

PDCA 循环的步骤分四个阶段、八个步骤：①分析现状，找出存在的质量问题。②分析产生问题的各种影响因素。③找出影响质量的主要因素。④针对影响质量的主要因素，制订工作计划和活动措施。以上四个步骤属于 P 阶段。⑤按照制订的计划措施认真执行，为 D 阶段。⑥根据计划的要求，检查、评价实际执行的结果，看是否达到预期的结果，这属于 C 阶段。⑦根据检查的结果进行总结，把成功的经验和失败的教训形成一定的标准、制度或规定，指导今后的工作，为 A 阶段。⑧提出这一循环中存在的问题，让其转入下一循环去解决。此步骤介于两循环之间。

4.护理质量管理的常用统计方法

利用计算机信息处理功能对护理质量评价的结果，根据使用目的和具体条件进行分析。常用的方法有统计表和统计图。

（四）护理质量评价

1.护理质量评价的方法

护理质量评价是一项系统工程。评价主体由患者、工作人员、科室、护理部、医院及院外评审机构构成系统；评价客体由护理项目、护理病历、护士、科室和医院构成系统；评价过程按收集资料—资料与标准比较—作出判断的系统过程实施。

（1）护理质量评价的对象

常用的有以护理项目、病例、病种、患者满意度等为评价对象。

（2）护理质量评价的形式

常用的评价形式有医院外部评价、上下级评价、同级间评价、自我评价和患者评价。国外采用的同行评价，能依据护理服务标准提供客观的评价。目前多采用定期评价和不定期评价相结合的评价方式。

（3）护理质量评价的结果分析

护理质量评价结果分析的方法很多，根据收集数据的特性可采用不同的方法进行分析，每一种方法都有其适用性和局限性。常用的方法有评分法、等级法、因素比较法等。

2. 护理质量评价的误差分析

评价误差是指评价结果与实际工作质量之间存在的差距。误差的形成会不同程度影响评价结果的客观、公平、公正和护士的积极性。为了防止或尽可能减少评价中的误差，提高评价信度与效度，护理管理者应重视评价人员的挑选与培训，本着科学、严谨、实事求是的态度实施评价工作。

（五）护理质量控制

1. 护理质量控制的概念

为确保组织目标以及为此而拟定的计划能得以实现，各级管理人员根据预定标准或发展的需要而重新拟定标准，对下级的工作进行衡量和评价，在出现偏差时进行纠正，以防偏差继续发展或再度发生。

护理质量控制是一种有目的的管理行为，其实质是保持或改变管理对象的某种状态，使其达到管理者预期的目的。护理质量控制工作贯穿在护理质量管理活动的全过程。

2. 护理质量控制的原则

护理质量控制必须针对具体目标，由控制者与控制对象共同参与，按实际情况设计质量控制系统。建立控制系统时应遵循以下原则。

（1）组织机构健全的原则

在质量控制工作中，被控制的组织要机构健全、责任明确，所设计的控制系统能反映机构中岗位的职责，使控制工作有利于纠正偏差。

（2）与计划相一致的原则

质量控制系统的建立要反映质量计划所提出的要求。确立质量控制标准和控制手段要依据质量计划，控制过程中实际活动与计划目标相一致。

（3）控制关键问题的原则

管理者在护理质量控制工作中，应着重于计划完成的关键性问题和主要影响因素上。关键点的选择是一种管理艺术。临床护理工作细致，项目繁多，质量控制应选择对完成工作目标有重要意义的关键标准和指标，重点放在容易出现偏差或偏差会造成危害较大的环节。

（4）直接控制的原则

直接控制的指导思想是培养合格的工作人员，及时觉察，及时纠正，减少或防止出现偏差。直接控制相对间接控制而言，是控制工作的重要方式，以采取措施保证所属人员的质量，提高人员素质，而不只是在工作出现了偏差后采取措施，追究责任。

（5）标准合理的原则

护理人员应建立客观、准确、有效、适当的质量标准。标准抬高或不合理，不会起到激励作用；标准不准确，不能测量，控制工作就会失败。

（6）追求卓越的原则

护理人员应具有追求卓越的精神。在质量控制过程中，发现问题、分析原因、纠正偏差时，应寻求发展，追求卓越；在制定质量计划和质量标准、控制指标时，应具有一定的先进性、科学性，使组织和个人经过一定的努力方能达到，而不是可以随意轻取。

3. 护理质量控制的基本方法

控制的三级结构理论，即前馈控制、同期控制和反馈控制，也是护理质量控制的基本方法。

（1）前馈控制

前馈控制又称预先控制，是一种积极的、主动的控制，指在活动之前就对结果进行认真的分析、研究、预测，并采取必要的防范措施，使可能出现的偏差在事先就得以控制的方法。前馈控制的纠正措施作用在计划执行过程的输入环节上，工作重点是防止所使用的各种资源在质和量上产生偏差，是通过对人力、财力、物力和资源的控制来实现的。其优越性在于面向未来，通过控制影响因素，而不是控制结果来实现控制目的。

（2）同期控制

同期控制又称过程控制或环节质量控制，是管理人员对正在进行的各种具体工作方法和过程进行恰当的指导、监督和纠正。同期控制的纠正措施作用于正在进行的计划过程之中，是在执行计划过程中对环节质量的控制，这是护士长经常使用的一种控制方法，其有效性很大程度上取决于管理者的素质与能力，取决于护士对指示的理解度及执行力。

（3）反馈控制

反馈控制又称后馈控制或结果质量控制，主要是分析工作的执行结果，并与控制标准相比较，发现已经产生或即将出现的偏差，分析其原因和对未来的可能影响，及时拟定纠正措施并予以实施，防止偏差继续发展或再度发生。反馈控制是一个不断进行的过程，管理过程中的各种信息会直接影响控制的结果，因此，质量信息的反馈应当做到灵敏、准确、及时，使反馈控制为管理者提供关于计划效果的真实信息，也可通过对计划执行结果的评价达到提高员工积极性的目的。

三、护理业务技术管理

（一）基础护理管理

基础护理是护理人员实施护理服务最常用的基本知识和基本技术。基础护理质量的好坏，直接影响护理质量的优劣以及整个医院医疗质量的水平。

1.基础护理技术特点

基础护理技术特点：技术成熟、操作简单、应用广泛。

2.基础护理管理的内容

（1）一般护理技术管理

一般护理技术管理包括出、入院处置，体温、脉搏、呼吸、血压的测量，各种注射穿刺技术、无菌技术、消毒隔离技术、鼻饲、洗胃法、灌肠法、导尿术、口腔护理、皮肤护理、各种标本采集等管理。

（2）常用抢救技术管理

常用抢救技术管理主要包括给氧、吸痰、包扎、心电监护、心肺复苏、人工呼吸机的使用等管理。

3.基础护理管理的主要措施

①树立以患者为中心的整体护理理念，强化护理人员重视基础护理的意识。

②成立基础护理管理小组，科学地制定和修改各项基础护理操作常规及操作的流程质量要求和终末质量标准，并设计训练计划和考核措施。

③定期开展"三基"（基本理论、基本知识、基本技能）培训：护理人员不仅要在临床实践中提高基本技能，还应有专门的示教室进行集中指导，学习规范、科学的技术操作，使人人达标。

④强调日常督促、日常检查，严格要求执行。护理人员在日常工作中，应坚持规范化、标准化操作。各级护理管理人员经常深入临床第一线，按要求检查督促各项基础护理的实施。

（二）专科护理管理

专科护理技术是指临床各专科特有的护理知识和技术。

1.专科护理技术的特点

专科护理技术的特点：专科性强、操作复杂、新技术多。

2.专科护理技术的内容

专科护理技术的内容大体分三类：疾病护理技术、专科一般诊疗技术、专科特种诊疗护理技术。

3. 专科护理管理的主要措施

①护士长组织专科护理知识的学习，让护理人员充分熟悉专科疾病知识，掌握专科护理常规和业务技术特点。

②护理部组织科护士长、护士长以及专科护理人员，结合专科护理的经验，制定专科各疾病的护理常规，且根据医疗和护理技术的更新不断修订和充实。

③搞好专科病房的医、护协作。护理人员应经常参与医生查房、有关专科医疗与护理新进展的学习。鼓励参与专科科研活动，以利提高专科医、护协作。

④护理管理者应组织专科技术训练，学习新仪器的使用和抢救技术操作。

⑤加强专科精密、贵重仪器的保养，要求专人负责，定点存放，定时检查和维护，建立必要的规章制度。护理人员要了解仪器的性能、使用方法、操作规程等主要事项。

⑥贯彻落实以患者为中心的整体护理思想。专科患者其疾病的特点与发病规律有共同特点，护理人员应根据患者的具体情况，拟定临床护理路径、开展健康教育、预防并发症的发生。

（三）新技术、新业务的管理

1. 新技术、新业务的概念

广义的概念指在国内外医学领域近 10 年来具有发展趋势的新项目即通过新手段取得的成果，狭义的概念指在本地区、本单位尚未开展过的项目和尚未采用的临床医疗、护理新手段。

2. 新技术、新业务的管理措施

①加强对新技术、新业务的论证。对拟开展的新技术、新业务，在开展前应广泛查阅国内外文献资料，并进行系统论证，保证先进性。

②建立审批制度。护理新技术、新业务立项后先呈报护理部审批同意，再呈报医院学术委员会批准；本单位研究成功的新技术、新护理用具必须经过护理学术组和院内外有关专家鉴定，方可推广应用。

③选择应用对象。新技术、新业务的推广，应用对象的选择至关重要，关系到应用的成败。选择应用的对象应具备开展新技术、新业务的基本条件，包括护士对新技术、新业务的兴趣，科室的技术水平，设备条件等。一个科室不能完成的应成立协作组，吸收有关科室人员参加，发挥集体的智慧。

④建立资料档案。档案内容包括新技术、新业务的设计、查新、应用观察和总结等。

⑤总结经验，不断改进。在开展新技术、新业务的过程中，要不断总结经验，反复实践，逐步掌握规律，并逐步建立一整套操作规程，供推广使用。

四、临床护理教育管理

临床护理教育是指继医学院校教育之后，对从事临床护理专业技术工作的各类护理

人员进行专业教育的统称。其内容包括新护士岗前培训、护士规范化培训、继续护理学教育、护理进修生培训等。

（一）新护士岗前培训

新护士的岗前培训可以帮助其尽快转换角色、熟悉环境，有利于新成员严格地执行医院各项规章制度，很快地投入临床护理工作中，成为一名合格的护理工作者。培训内容及安排主要包括以下几方面。

①护士办理报到手续后，按规定时间和地点接受岗前培训。

②岗前教育由护理部统一安排，时间一般为1～2周，主要以讲座形式进行。

③岗前教育内容：第一，医院发展史及概况、医院布局。第二，医院规章制度、护理法律与法规、临床护理工作常规及制度、消毒隔离制度。第三，护士礼仪培训、安全教育、应急预案。第四，护理基础操作技术、复苏与急救等。

④培训结束后根据培训内容进行理论及操作的考核，成绩合格者方可进入临床工作。

（二）护士规范化培训

随着医学科学的发展和社会的不断进步，护理学的工作领域不断拓展，对临床护理工作也提出了更高的要求。护理人员必须进一步学习新理论、新知识，掌握新技术、新方法，才能适应需要，所以护理人员的继续教育与规范化培训显得尤其重要。

1. 规范化培训的内容

①护理基本理论、基本知识、基本技能。

②专科医学和护理学知识、技能。

③沟通、交流能力。

④护理专业理论及临床教学、护理管理、护理科研等综合内容。

⑤护理新业务、新知识、新技术。

⑥对部分护士进行外语培训。

⑦根据专科护理领域的工作需要，有计划地培养临床专业化护理骨干和临床专业护士。

2. 规范化培训的途径

①科室制订培训计划，有计划地组织讲课、示教、查房和考核。

②护理部制订年度培训计划，按时进行护理理论与操作方面的学习、培训和考核。

③院内定期组织护理专业和相关专业的讲座，由本院护理专业骨干或院外专家讲课。

④参加院外各种会议交流、学习班、研讨班等。

3. 规范化培训的考核与管理

护士规范化培训应作整体规划，建立培训档案和考核制度，分层次进行。护理部组成领导小组，对全院规范化培训工作进行领导和管理。使护士规范化培训做到规范化、制度化，培训对象、时间、内容三落实。

（三）继续护理学教育

继续护理学教育是继毕业后规范化专业培训之后，以学习新理论、新知识、新技术、新方法为主的一种终身性护理学教育，目的是使护理技术人员在整个职业生涯中不断提高专业工作能力和业务水平。

1. 组织管理

对象：继续护理学教育的对象是毕业后通过规范或非规范化的专业培训，具有护师及护师以上专业技术职务的正在从事护理专业技术工作的护理技术人员。

组织形式：在医院继续医学教育领导小组、专业指导委员会、专家考评组的指导下，护理部成立继续护理学教育学科组。学科组成员包括护理部主任、教学秘书、总护士长。

医院继续医学教育组织具体分工如下：护理部负责高级职称护理人员继续护理学教育的实施工作；总护士长负责各病区主管护师继续护理学教育的实施工作；护士长负责各病区护师继续护理学教育的实施工作。

医院继续医学教育组织负责全院继续护理学教育项目及其主办单位和学分的申报，制订医院继续护理学教育发展计划。

2. 培训内容与形式

继续护理学教育内容要适应不同专科护理人员实际的需要，以现代护理学科发展中的新理论、新知识、新技术、新方法为重点。具体教育活动内容包括：学术会议、讲座、专题讨论、讲习班、调研考察报告、疑难病例护理讨论会、技术操作示教、短期或长期培训、提供教学、学术报告、发表论文、出版著作等。教育形式和方法可根据不同内容和条件灵活制订，一般以短期和业余在职学习为主。

（四）护理进修生培训

进修护士主要来源于下级医院，对进修人员的培训应注意以下几个方面。

①进修生必须具备良好的政治和业务素质，身体健康，具有 3 年以上本专业实际工作经验的中专以上学历，并取得中华人民共和国国家卫生健康委员会颁发的护士执业证书。

②进修生由护理部审核其资格，并依据双方具体情况确定进修期限。

③进修生报到后，由护理部集中培训一周，考核合格后方可进入病区，着统一的护士服。

④各病区在进修生报到一周内，根据培训目标、要求和进修人员水平制订进修生培训计划。

⑤各病区指定具备大专以上学历、临床经验丰富的护理人员担任进修生的带教工作。病区护士长指导、督促进修计划的落实。

⑥进修生不得随意更改进修专业，也不得任意延长或缩短进修时间。进修期间必须

严格遵守医院的各项规章制度。

⑦进修结束后，护士长和带教教师对进修生的政治表现、学习态度、专业水平以及组织纪律等做出鉴定。经护理部审查后，寄给进修生所在工作单位。

五、护理安全管理

（一）护理安全管理的重要性

护理安全管理是指在实施护理的全过程中，患者不发生法律和法定规章制度允许范围以外的心理、机体结构或功能上的损害、障碍、缺陷或死亡。护理安全管理是护理管理的重点，其重要性主要体现在以下三个方面。

①安全、有效的护理可促使患者疾病好转或痊愈，而护理不安全因素则使患者的疾病向相反方向转化，护理安全与护理效果存在因果关系。

②护理是否安全直接影响医院的社会效益与经济效益：护理不安全带来的后果，不仅损坏医院在患者和公众心目中的形象，给医院的信誉造成负面影响，而且还增加患者医疗费用的支出，增加患者经济负担和医院额外开支。

③护理是否安全是衡量医院护理管理水平高低的重要标志：护理安全可以综合地反映出护理人员的工作态度、技术水平以及护理管理水平。

（二）护理安全的控制

①加强教育，提高护理人员对护理安全重要性的认识。

②增强法治观念，依法管理。加强法治教育，增强法律意识和法治观念，自觉遵守法律、法规，防范护理缺陷，并运用法律武器维护自身的合法权益。

③加强专业理论技术培训，不断提高护理人员的专业技术水平，从根本上防止技术性护理缺陷的发生。

④建立、完善护理安全监控机制。第一，明确责任：实行"护理部—科护士长—护士长"三级目标管理责任制，各司其职，定期分析形势，发现苗头，及时纠正。第二，建立、健全安全管理制度：严格要求、严格管理，促进安全管理制度的落实，使护理安全工作走上制度化、标准化、规范化的轨道。第三，把好物品验收关：验收护理物品时应检查物品质量、性能是否符合安全要求，是否对患者及操作人员构成潜在危险。第四，坚持预防为主的原则：重视事前控制，做到"三预、四抓、两超"，即预查、预想、预防，抓易出差错的人、时间、环节、部门，超前教育、超前监督。

此外，护理人员配置不足及不合理，也是导致护理不安全的因素。因此，护理管理者应合理配置人力资源，使护理人员数量适宜，各类职称、各种层次的护理人员比例分配恰当。

（三）护理管理与法

传统意义上的护理管理更多的是依据护理专业要求、技术规则和职业道德规范进行管理。在人们法律意识不断增强的情况下，这种管理模式就显得落后。所以，应加强护理管理中依法管理的认识和实践。

1. 护理管理主要依据的法律规范

（1）相关法律、法规和规章

相关法律：主要有《中华人民共和国传染病防治法》《中华人民共和国母婴保健法》《中华人民共和国献血法》《中华人民共和国执业医师法》《中华人民共和国药品管理法》《中华人民共和国食品安全法》等适用于医疗卫生管理工作的卫生法律，以及《中华人民共和国刑法》《中华人民共和国刑事诉讼法》《中华人民共和国民法典》等基本法律中与医药卫生有关的条款。

相关法规和规章：主要有国务院制定颁布的《医疗机构管理条例》《血液制品管理条例》《传染病防治法实施办法》《医疗事故处理条例》《麻醉药品和精神药品管理条例》等卫生行政法规；由国家卫生健康委员会或国家卫生健康委员会与有关部委联合制定发布的《中华人民共和国护士管理办法》《医疗机构管理条例实施细则》《医疗机构临床用血管理办法》《消毒管理办法》《医疗事故技术鉴定暂行办法》《医疗事故分级标准（试行）》《医疗机构病历管理规定》《病历书写基本规范（试行）》等规章。

（2）相关的标准、规范

主要有卫生行政部门以及全国性行业协（学）会根据本行业特点制定的标准、规范。可以分为：①基础标准，如名词术语、疾病编码等。②方法标准，如流行病学调查方法、疾病诊断方法、化验或检验方法等。③专业标准，如医疗器械、生物制品、血液制剂、消毒剂、消毒器械、环境卫生、职业卫生等。主要包括：《医院消毒卫生标准》《消毒供应室验收标准》《临床输血技术规范》《医院感染管理规范》《医疗机构诊断和治疗仪器设备应用规范》等。

（3）诊疗护理规范、常规

主要指由各医疗机构根据本单位的情况制定公布的各类工作规范性文件，包括对业务技术工作的规范，对医务人员行为的规范和对管理工作方面的规范。这些规范性文件，严格讲不属于法律和法规，但具有规范工作的作用，是依法管理的依据。以疾病诊疗护理常规和技术操作规程形式表达的规范性文件，属于技术工作规范，是医疗卫生机构开展业务活动的基本依据；以医院工作制度、岗位职责等形式表达的规范性文件，包括一般管理制度和各部门工作制度，是医院管理工作的基本依据。

2. 依法管理

（1）加强学习培训

《医疗机构管理条例》第二十九条规定："医疗机构应当加强对医务人员的医德教育。"《医疗事故处理条例》第六条规定："医疗机构应当对其医务人员进行医疗卫生管理法律、行政法规，部门规章和诊疗护理规范、常规的培训和医疗服务职业道德教育。"

通过学习培训，提高护理人员对依法执业、依法管理重要性的认识、学习和掌握有关法律知识、培养与岗位要求相适应的专业技术能力，是护理工作依法管理的基础。

（2）建立健全工作规范、规章制度

建立健全工作规范和规章制度的基本依据是相关法律、法规和规章。护理管理人员应该不断提高自身的法律意识和依法管理水平，对于有明确法律、法规规定的应严格按规范执行。

（3）贯彻预防为主，建立防范机制

护理工作具有工作环节多、技术性强、服务要求细、时间连续性强等特点。因此管理者应从提高整个护理系统的管理规范化和工作规范化入手，在临床护理、技术操作、用药安全、感染控制、器材设备安全和环境安全等方面建立有效的监测、防范机制。

第三节　信息化手段在护理管理中的应用

一、移动护理信息系统的临床使用

移动护理信息系统是以医院信息系统（HIS）以及结构化电子病历系统为基础，在手持式掌上设备终端掌控电脑（PDA）的硬件支持下，借助无线电技术来实现患者数据采集工作、完成病床旁的护理治疗工作的系统。PDA是护士工作站在患者床边的扩展和延伸，其体积小巧、携带方便、价格低廉、功能性强，同样，它也是移动信息终端设备的一种，能够利用无线网络技术连接医院内的服务器和手持式终端，从而实现信息的传递，利用条形码、二维码等信息技术，实现对患者信息的采集、处理、接收等工作。

护士通过PDA在临床工作中可随时随地查看患者信息，正确执行医嘱，保证护理安全、规范护理行为、提升护理质量。同时，PDA也将护士从烦琐的纸质录入工作中解救出来，实现真正的无纸化办公。

（一）PDA可实现的护理功能

1.身份识别

移动护理信息系统广泛在医院运用后，患者在办理入院手续时，出入院处会给患者打印带有二维码的腕带。腕带上有患者的基本信息，患者在进入病区后办理入科手续前，会有责任护士用PDA扫描患者腕带上的条形码从而确定患者的身份。在住院期间，护士可通过扫描患者的腕带或直接点击PDA查询患者的基本信息。PDA在患者完成所有治疗、检查项目时也大有用处，毕竟患者腕带上的二维码可以确保其身份。相对于护士的人工核对身份，通过PDA对患者进行身份识别更能保障患者身份识别的正确性，可确保临床护理的安全性。

2. 生命体征录入

在以传统方式进行生命体征的录入工作中，护士需要先测量患者的生命体征，再记录在纸上，然后到护士站转录到结构化电子病历的体温单中。但是其程序烦琐，部分护士的差错率较高，且奔波于病房与护士站之间实际上增加了护士的工作量，使护士更加疲惫，长此以往会影响护理质量。使用移动护理信息系统以后，护士可以随身携带PDA，护士可在任意时间使用PDA记录患者的情况，可提高护士的工作效率，保证录入数据的准确性，有利于增进护患之间的关系。

3. 医嘱执行

护士大多在护士站与病房之间来回奔波，在使用PDA之前，医生新开医嘱后，科室办公护士通过对讲机呼叫管床护士到护士站执行医嘱，管床护士接到医嘱后，回到护士站，在护士站HIS系统上审核、处理医嘱，并在双人核对医嘱无误后到患者床边执行医嘱，护士这样往返于护士站和病房之间，费时又费力。推广PDA之后，管床护士可以直接在病房查询医嘱后使用PDA执行医嘱，通过扫描患者的手腕带，核实患者身份，PDA会显示需要执行的医嘱，再扫描液体、雾化药物、口服药物、治疗项目的二维码，如果错误，PDA会发出"嘀嘀嘀"的警报声，提示护士不能执行；如果正确，PDA会发出"滴"声，护士则可执行医嘱。完成后，再次扫描患者腕带及液体、雾化药物、口服药物、治疗项目的二维码，即可完成该项医嘱的执行，并可在系统中查询执行该医嘱的护士和执行时间。

4. 用药核查

临床上用药安全是护理的十大安全目标之一，也是护理的核心之一，由此可见用药安全的重要性。在传统的护理工作中，护士一直都是按照"三查八对"的要求和个人的严谨态度来保证患者的用药安全，但仍然避免不了不良事件的发生。使用PDA核查后，管床护士要先扫患者腕带的二维码，再扫药品上的二维码，核对确认无误后，方可执行，这样提高了核对的效率和准确性。执行后，上级护士和管床护士可以通过PDA核查、确认每位患者的用药状况，检查是否停止医嘱用药等，也可查看该患者用药的执行护士、药物的信息和执行时间等。

5. 护理巡视

护士根据患者护理级别巡视患者时可采用PDA扫描患者腕带，PDA可自行记录巡视时间、巡视人员等，如果患者有特殊情况，可记录患者巡视的情况。护理管理者可通过后台查看护士的巡视执行情况，有利于规范护理操作、提高护理质量。

6. 护理文书书写

护士每天都需要对患者的生命体征及病情进行记录，传统的护理工作中，管床护士需要将护理工作完成后，再到护士站，登录结构式护理电子病历系统进行护理情况的录入，这样使得护士在患者床旁的时间大大减少。使用PDA后，护士可以在患者床旁记录患者的各项情况及治疗措施，提高护理文书的书写效率及书写质量。另外，在进行传统的纸质护理记录时，如果哪项护理记录中的数字、文字等写错，需要写错的护士重写，涉及其他护士填写的内容还需要其他护士到科室来进行更改。使用PDA后，记录错误可以立即修改。对于新入院患者的评估，移动护理信息系统的应用让评估更全面、更快速、更方便。入院评估时间也明显短于未使用移动护理信息系统之前。

（二）重点护理流程闭环管理

保障患者就医安全、提升医疗服务质量、提高患者满意度是医院工作的重点。就护理而言，重点护理流程这一关键环节非常重要。临床的重点护理流程包括输液流程、输血流程、血标本采集流程等，运用重点护理流程闭环管理模式能有效地保障患者安全，提高护理工作的质量与效率，真正做到"将护士还给患者"，提升患者的满意度。

1.检验标本执行管理

在传统采集检验标本执行中，护士须根据医嘱，安排双人核对患者腕带及标本上的信息；核对无误后，采集检验标本，放置于科室的标本柜上；运输工人到科室与护士一起清点标本，双方签字确认后再把标本送到检验科；标本送达检验科后，工人需与检验科的工作人员一起清点标本，双方确认后签字。这个流程大大浪费了护士、工人、检验科工作人员的时间，也难免发生错误。使用PDA后，护士在对患者进行身份识别后，只需要再扫描标本上的条形码，匹配后即可采集；运输工人来到科室，使用PDA扫描标本上的条形码，确认患者的标本是否都已经采集完毕；扫码完成后，护士输入交接人的工作号码，工人输入接收人的工作号码，确认无误后，工人即可送标本到检验科；标本到达检验科后，检验科工作人员也使用PDA进行扫码，确认标本数量，确认无误后即可进行标本的检验。在整个过程中，PDA都会记录标本的采集时间、离科时间及到检验科时间，为检验标本的准确性、及时性提供保证。同时，可大大减少护士与工人、工人与检验科工作人员的核对时间，提高工作的效率，防止检验标本在转运途中的遗失，保证检验标本的安全，实现检验标本的可追溯性，使得检验标本实现闭环管理。

2.输血闭环管理

使用PDA进行输血闭环管理时，医生下达医嘱并打印血标本标签和申请单，护士扫描患者腕带及血标签的条形码进行核对，无误后采集标本；护士送血标本到血库，血库工作人员扫描血标本标签和申请单，无误后进行化验和交叉配血；完成后血库通知取血，用血袋出库，血袋上贴有电子条码，护士带PDA到血库取血，扫描电子条码完成血袋的接收与确认工作；护士回科室后使用PDA扫描患者腕带的二维码核实患者身份，再扫描血袋条形码，无误后方可执行输血操作。使用PDA可以记录患者输入时间、有无不良反应。使用PDA后，可大大提高血袋核对的正确性，准确记录了在输血操作中的执行时间，能有效追溯每个环节，杜绝某个环节发生错误，提高护理质量，提高患者及家属的满意度。

（三）移动护理信息系统操作界面

移动护理信息系统操作界面的内容一般如下：

①点击移动护理图标，进入登录界面，输入账号、密码，选择科室，进入工作界面。

②工作界面包括患者管理、医嘱管理。

③患者管理包括详细信息、住院费用、护理巡视、健康教育、护理计划等。

第一，点击"详细信息"可查看患者的入院日期、床位号、性别、年龄、所属科室、护理等级、过敏药物、病情、主要诊断、预交金金额、社保费别等。

第二，点击"护理巡视"进入界面，选择"新增"，输入巡视内容，点击"保存"即可，此处可提高一级、二级、三级护理的按照时间巡视的依从性。

第三，点击"健康教育"可选择"新增"，填入教育类别、教育对象、教育方法、学习障碍、教育效果、宣教者。

第四，点击"护理计划"，进入选择床号，对该床患者"新增"，填写护理诊断、观察评估、护理措施、预期目标、开始时间、开始人、结束时间、结束人、创建人，保存填写的内容。

第五，点击"手麻核对"，可查看该患者基础信息及手术信息，手术信息包括手术名称、手术部位、麻醉方式、手术申请时间、是否审核。

④医嘱管理包括医嘱查看、执行单、标本管理、体征录入、护理记录等。

医嘱查看：点击"医嘱查看"，选择床号，可查看该床患者的药疗单、化验单、检查单、护理单、其他医嘱。

药疗单：点击"药疗单"，可查看当天的长期医嘱和临时医嘱，包括医嘱内容、剂量、执行时间、开始日期、医嘱医生、给药途径。

化验单：点击"化验单"，可查看标本类型、检验项目、申请日期及时间。

检查单：点击"检查单"，可查看检查类型、检查子类、检查时间。

护理单：点击"护理单"，可查看医嘱内容、剂量、执行时间、开始日期、医生、给药途径。

其他医嘱：点击"其他医嘱"，可查看医嘱内容、剂量、执行时间、开始日期、医生、给药途径。

点击"执行单"，选择床号，可查看当天通过PDA扫码核查的输液类、注射类、口服类、其他类、雾化类的执行情况。

点击"标本管理"，选择床号，可查看当天患者的标本内容及采集人和采集时间。

点击"体征录入"，选择床号，可填入体温单的内容，可直接同步患者体温单。

点击"护理记录"，可同步患者护理记录的全部内容，护士在此填写后，可直接同步到护理记录中，提高护士的工作效率，保证了患者的安全。

二、护理管理信息系统

护理管理作为现代医院管理的重要组成部分，不仅是医院管理水平的重要体现，更是提高护理质量的保证。

目前，管理人员可以通过信息系统掌握医院的护理工作情况，护理工作已进入信息化时代，护理管理信息化的水平已成为衡量医院护理效率的重要指标。通过护理管理信息化可以规范护理流程、落实护理制度和岗位职责、实现精细化管理。护理管理信息系统具有管理全院护理人力资源、考核、培训、满意度、工作量统计、危重患者访视、护理质控检查、护士长排班、敏感指标收集等功能，可有效提高护理管理的效率，现介绍如下基本功能。

（一）在护理人力资源管理方面

护理人力资源管理包括护理人员档案管理和护理排班管理。

1. 护理人员档案管理

护理人员档案管理包括人员基本信息、人员调动管理、人员证件照管理、人员统计。

护理人员档案管理能实现个人档案的新增、修改、注销和查看功能。①人员基本信息包括姓名、性别、年龄、民族、科室、工号、手机、邮箱、家庭住址、出生日期、身高、籍贯、来院日期、身份证号、职工类别、婚姻状况、政治面貌等基本信息。②护理部可通过该系统实现人员调动管理，记录调动的时间和原因。③通过证件照管理可导入护理人员毕业证、学位证、职称证、执业资格证及管理系统头像照片，并每年对相应证件进行更新维护。④人员统计中可根据个人信息进行统计。

2. 护理排班管理

护理排班管理包括科室人员的排班设置、请假管理、排班统计等功能。科室排班可根据科室实际情况需要按周、月或者自定义时间进行排班的编辑，科室可自行维护各类班次，设置班次的名称、起止时间、上班时长、说明等，排班员导入人员信息后即可执行排班，完成后可打印，护理部可通过排班管理查看全院的排班情况和统计各科室上班时长的完成情况。请假管理中，护理人员通过排班管理进行假期的申请，可选择请假类型、天数、请假原因等，科室护士须护士长审批同意，流转到人事科，由人事科负责该项工作的人员同意通过，该护士方可休假。护理部还可以根据科室在科患者人数、危重患者数等，实现院内紧急人员调动工作。

（二）在护理质量控制管理方面

护理质量控制管理包括护理质量抽查、行政查房（护理部、科护士长）、夜查房、护士长季度大查房、质量问题汇总、质量检查分析等。①护理质量抽查可实现护理部、片区、科室对护理质量的随时抽查，并能按照科室、时间段、级别、查房内容等汇总查房结果。②行政查房可实现护理部、片区按照质量控制计划对科室进行查房。③夜查房可根据相关标准的检查填写，包括治疗室、护士站等的清洁，抢救车的管理，有无存在的纠纷等问题。④护士长季度大查房可实现人员与质量控制标准项目相匹配，护士长接收到护理部的查房安排后，即可对科室进行质量检查，记录检查结果。⑤质量问题汇总可实现将上述所有查房的问题进行分类自动汇总。⑥质量检查分析可实现对查房科室存在问题进行原因分析、填写整改措施和执行情况，可维护常用文本，减少重复的手工输入，护理部可根据科室整改情况进行复查。

（三）在护理工作量计算方面

在护理工作量计算方面，系统可连接HIS、结构化电子病历等系统，自动生成全院护士每日工作量情况。特殊科室（如供应室、手术室等科室）可定制特定的工作量项目，也可制订补充不可计价的护理项目。根据科室或项目的不同，可实现科室或项目的权重不同，最终可与绩效挂钩。

第二章 内科基础护理技术与常见症状护理

第一节 基础护理技术

一、移动患者

目的：运送由于病情或治疗要求身体不能自行移动的患者。

用物准备：平车及被服等。

评估：①病情、意识状态。②体重、躯体活动能力、皮肤情况。③有无约束、各种管路情况、身体有无移动障碍。④移动患者的目的，活动耐力及合作程度。

操作要点：①携用物至病床旁，核对并解释，取得患者的配合，妥善固定好患者身上的导管、输液管等。②搬运患者：移开床旁桌、椅，松开盖被，协助患者穿好衣服、移至床边。③挪动法：将平车紧靠床边，大轮端靠床头，轮闸制动。协助患者按上半身、臀部、下肢的顺序依次向平车挪动，让患者头部卧于大轮端。将平车推至床尾，使平车头端与床尾呈钝角，轮闸制动。④一人法：搬运者协助患者屈膝，一臂自患者腋下伸至对侧肩部外侧，一臂伸入患者大腿下，嘱患者双臂交叉于搬运者颈后，搬运者移步转身，将患者轻放于平车上。⑤两人法：两人站在床的同侧，一名护士一手托患者颈肩部，另一手托腰部；另一名护士一手托臀部，另一手托膝部，使患者身体向搬运者倾斜，同时移步，合力抬起，将患者轻放于平车上。⑥三人法：一名护士一手托头、颈、肩部，另一手托胸背部；另一名护士一手托腰部，另一手托臀部；第三名护士一手托腘窝，另一手托小腿部，使患者身体向搬运者倾斜，合力抬起患者轻放于平车上。⑦四人法：将平车紧靠床边（大轮端靠床头），在患者腰、臀下铺中单，一名护士托患者头、颈、肩部；另一名护士托双腿；另两名护士分别站于床及平车两侧，紧握中单四角，合力抬起患者轻放于平车上。⑧"过床易"使用法：适用于不能自行活动的患者，将平车与床平行并紧靠床边，平车与床的平面处于同一水平，固定平车和床。护士分别站于平车与床的两侧并抵住，站于床侧的护士协助患者向床侧翻身，将"过床易"平放在患者身下1/3或1/4处，向斜上方45°轻推患者；站于车侧的护士，向斜上方45°轻拉协助患者移向平车，待患者上平车后，协助患者向床侧翻身，将"过床易"从患者身下取出。⑨妥善安置各种管路，为患者盖好盖被。⑩观察输液畅通情况。

注意事项：①搬运患者时动作轻稳，协调一致，确保患者安全舒适。②尽量使患者靠近搬运者，以节省搬运者的力量消耗。③将患者头部置于平车的大轮端，以减轻颠簸与不适。④推车时，车速适宜。护士站于患者头侧以观察病情，下坡时应使患者头部置于高处一端。⑤对骨折患者，应在平车上垫木板，并固定好骨折部位再搬运。⑥在搬运患者过程中应保证输液和引流的通畅。

二、无菌技术

目的：保持无菌物品和无菌区域不被污染，防止病原微生物侵入或传播给他人。

用物准备：无菌钳及镊子罐、无菌治疗巾、无菌手套、无菌容器、无菌溶液、治疗盘等。

评估：操作台宽阔、清洁、干燥，治疗室光线明亮，在进行无菌技术操作前 30 min 内无打扫。

操作要点：①取无菌钳及镊子罐。第一，检查无菌钳包有无破损，核对消毒日期。第二，打开无菌钳包。第三，取出镊子罐立于治疗台面上。第四，标明打开日期及时间。②取无菌治疗巾及铺无菌盘。第一，检查无菌治疗巾包及包皮有无破损，核对灭菌日期。第二，检查治疗盘是否清洁、干燥。第三，无菌治疗巾包应放在清洁、干燥、平坦、宽敞处。第四，打开无菌治疗巾包，取出无菌治疗巾并铺于治疗盘中，应在清洁、干燥、平坦、宽敞处操作。③取无菌溶液。第一，核对所用溶液瓶标签、名称、浓度、有效期，检查瓶子有无裂缝，检查溶液有无沉淀、浑浊及变色。第二，按要求打开溶液瓶，在无污染环境下取无菌溶液。第三，将无菌溶液倒入无菌容器内，用无菌治疗巾盖好，注明开瓶时间。④戴无菌手套。第一，取下手表、首饰等，洗手。第二，核对无菌手套包上的无菌手套号码和灭菌日期。第三，按要求戴无菌手套，将无菌手套的翻转处套在工作服衣袖外边。第四，脱无菌手套的方法正确。

注意事项：①治疗盘必须清洁干燥，无菌治疗巾避免潮湿。②铺无菌治疗巾时不可触及无菌面，覆盖无菌治疗巾时对准边缘，一次盖好，避免污染。③无菌容器有效期为 4 h。④无菌钳使用时不可触及容器口边缘及溶液以上的容器内壁，并应保持钳端向下，不可倒转向上，用后立即放入无菌容器中。如到远处夹取物品时，无菌钳应连同容器一并搬移，就地取出使用。无菌钳只能用于夹取无菌物品，不能用于换药和消毒皮肤。⑤不可将无菌物品或非无菌物品伸入无菌溶液瓶内蘸取或直接接触瓶口倒液。⑥倒出的无菌溶液不可再倒回瓶内。⑦未戴无菌手套的手不可触及无菌手套外面，戴无菌手套的手则不可触及未戴无菌手套的手或另一无菌手套的里面。⑧无菌手套破裂或污染，应立即更换。

三、住院患者清洁

（一）全身沐浴

目的：①清除皮肤污垢，保持皮肤清洁，使患者舒适。②增强皮肤血液循环及排泄功能，预防皮肤感染及压疮发生。③观察和了解患者的一般情况，尽量满足其身心需要。

用物准备：脸盆、肥皂、面巾、浴巾、清洁衣裤及拖鞋等。

操作要点：①观察患者一般情况，决定能否入浴。②调节浴室温度为22～24℃，水温以40℃左右为宜。③携用物送患者入浴室。交代注意事项，如调节水温方法、呼叫铃的应用、注意安全、贵重物品保管等。④对体弱患者给予必要协助，避免患者过劳。⑤浴室不可闩门，可在门外挂牌示意，以便护士随时观察，避免意外。⑥注意患者入浴时间，若时间过久应予询问。⑦沐浴后，观察患者的一般情况，必要时做记录。

注意事项：①空腹或饱餐后避免沐浴。7个月以上孕妇禁盆浴，衰弱、创伤及心脏病需卧床休息的患者不宜自行沐浴。②防止患者冻伤、烫伤、跌滑、眩晕等意外情况的发生，一旦发生异常及时处理。③视患者情况，指导患者选择盆浴或沐浴。

（二）床上擦浴

目的：同全身沐浴。

用物准备：护理车上备水壶、污水桶、毛巾、浴巾、50％酒精、便器等，必要时备小剪刀、屏风，以及肥皂（沐浴液）、梳子、脸盆等。

操作要点：①向患者解释，关闭门窗，用屏风遮挡患者。室温以24℃左右为宜。②按需给便器。③根据病情放平床头及床尾，松床头、盖被。④备水，水温一般在50℃左右。试温，据患者耐受度及季节调温。⑤将擦洗毛巾折叠成手套形，浴巾铺于擦洗部位下面，擦洗顺序为眼、鼻、耳、脸、上肢、双手、胸腹、背部、下肢、会阴部，手脚可直接浸泡在盆内清洗。⑥擦洗方法：第一，先用擦上肥皂（沐浴液）的湿毛巾擦洗。第二，清洁湿毛巾，擦净肥皂（沐浴液）。第三，拧干毛巾后再次擦洗。第四，用浴巾边按摩边擦干。⑦骨隆凸处擦洗后用50％酒精按摩。⑧必要时梳发、剪指甲、换清洁衣裤。

注意事项：①注意保暖，每次只暴露正在擦洗的部位，防止不必要的暴露及湿污床单。②擦洗动作平稳有力，以刺激循环并减少瘙痒感。③体贴患者，保护患者自尊；减少翻动次数，不要使患者过度疲劳。④仔细擦净颈部、耳后、腋窝、腹股沟皮肤褶皱处。⑤擦洗过程中，及时更换热水及清水，保持水温适宜。⑥注意观察患者情况，若出现不适，立即停止擦洗，并及时给予处理。⑦皮肤若有异常应予记录，并采取相应的措施。⑧护士注意节力。擦浴时使患者移近护士，减少不必要的劳动，并避免不必要的走动。

（三）足浴

目的：①促进末梢循环，保持局部皮肤清洁，预防压疮。②使患者舒适，易于入睡。③促进炎症吸收，治疗局部疾患。

用物准备：足盆内盛热水（42℃左右），大毛巾各1条，橡皮单，50％酒精，必要时备肥皂等。

操作要点：①向患者解释以取得合作，患者仰卧屈膝。②脚下垫橡皮单、大毛巾，放上足盆。水温适合，防烫伤。③双足浸泡片刻后擦洗，酌情用肥皂。勿溅湿床单。④用大毛巾擦干双足，必要时内外踝用50％酒精按摩。

（四）床上洗头

目的：清除污秽，增进头皮血液循环。预防头部寄生虫及皮肤感染。

用物准备：马蹄形垫、橡皮单、毛巾、浴巾、别针、污水桶、污物袋、纱布（眼罩）、棉球、洗发液、梳子、热水、脸盆等。有条件者可备电吹风、洗头车，更便于操作。

操作要点：①调节室温，以24℃左右为宜。②向患者解释，并移开床旁桌椅。③帮助患者头靠近床边，屈膝仰卧。肩下置橡皮单，解开衣领，颈部围毛巾，并用别针固定。④马蹄形垫用塑料布包裹后置于颈后，开口朝下，塑料布另一头形成槽，下部接污水桶。⑤棉球塞两耳，纱布（眼罩）遮住双眼。⑥脸盆内的水，试水温后湿润头发，使用洗发液从发际向头部揉搓，用梳子梳理除去脱发，放于污物袋。⑦用热水冲洗头发，直到洗净为止。⑧擦干头发及面部，撤去用物。

注意事项：①注意保暖，时间不宜过长，洗头后及时擦干头发，以防着凉。②注意保持被褥、衣服清洁干燥，勿使水流入患者眼、耳内。③注意水温，防止烫伤。④注意观察患者病情变化。⑤不宜给衰弱患者洗头。

四、采血法

（一）一次性定量自动静脉采血器采血法

一次性定量自动静脉采血器，用于护理和医疗的检测工作，与注射器采血相比较，可预防交叉感染。特别是有各种已配好试剂的采血管，不仅减少了化验和护理人员配剂加药的工作量，而且可避免差错发生。

1. 特点

（1）专用性

专供采集静脉血样标本用。血液可直接通过胶管吸入负压采血管内。血液与外界完全隔离，避免了溶血和交叉感染，提高了检测的准确度。

（2）多功能

已配备各种抗凝剂、促凝剂，分别适用于各种检验工作，改变了长期以来存在的由于检验、护理人员相关知识不足，导致试剂成分与剂量不规范，影响检测效果的情况。

（3）高效率

一次性定量自动静脉采血器不需人力拉引，不需另配试管、试剂和注射器，可一针多管采取血样标本，还可一针多用，采完血不必拔出针头即可输液，是注射器采血时间的2/3，从而大大减轻了护理、检验人员的劳动强度和患者的痛苦，也不会因反复抽注造成溶血。

2. 系列采血管

（1）普通采血管

适用检测的项目：①血清电解质钾、钠、氯、钙、磷、镁、铁、铜等离子测定。

②肝功能、肾功能、总蛋白、白蛋白 / 球蛋白（A/G）比值、蛋白电泳、尿素氮、肌酐、尿酸、血脂、葡萄糖、心肌酶、风湿系列等生化测定。③各种血清学、免疫学等项目测定，如抗"O"抗体、类风湿因子（RF）、碱性磷酸酶（ALP）、血清甲胎蛋白（AFP）、人绒毛膜促性腺激素（hCG）、抗核抗体（ANA）、癌胚抗原（CEA）、免疫球蛋白（Ig）、血清总三碘甲腺原氨酸（TT₃）、血清总甲状腺素（TT₄）、补体 C3、肥达试验、外斐反应及狼疮细胞检查等。

采集方法：在接通双针头后至采血完毕，将采血管平置、送检。

（2）3.8% 枸橼酸钠抗凝采血管

适用检测项目：红细胞沉降率测定专用。

采集方法：在接通双针头后至采血完毕，将采血管轻轻倒摇 4～5 次，使抗凝剂充分与血液混匀，达到抗凝的目的后送检。

（3）肝素抗凝采血管

适用检测项目：血液流变学测定（采血量不少于 5 mL），红细胞比容测定。

采集方法：接通双针头后至采血完毕，将采血管轻轻抖动 5～8 次，使抗凝剂充分与血液混匀，达到抗凝的目的后送检。

注意：本采血管不可用作酶类测定。

（4）乙二胺四乙酸（EDTA）抗凝采血管

适用检测项目：血液学检测、交叉配血。

采集方法：同肝素抗凝采血管。

（5）草酸钠抗凝采血管

适用检测项目：血液生化的检查测定。

采集方法：同肝素抗凝采血管。

3. 操作要点

①检查真空试管是否密封，观察试管密封胶塞的顶部是否凹平，如果凸出则说明密封不合格，需更换试管。

②按常规扎上止血带，局部皮肤消毒。

③取出小包装内双针头，持有柄针头，取下针头保护套，刺入静脉。

④见到小胶管内有回血时，立即将另端针头（不需取下针头套）刺入采血管上橡胶塞中心进针处，即自动采血。

⑤待达到采血量时，先拔出静脉上针头，再拔掉橡皮塞上的针头，即采血完毕（如果需多管采血时，不需拔掉静脉上针头，只需将橡胶塞上针头拔出并刺入另一采血管即可）。

⑥如需抗凝血，需将每支采血管轻轻倒摇 5～8 次，使血液与抗凝剂完全混匀后，平置送检。如不需抗凝的血，则不必倒摇，平置送检即可。

4. 注意事项

注意事项包括：①包装破损严禁使用。②一次性使用后销毁。③环氧乙烷灭菌，有效期为两年。

（二）小静脉逆行穿刺采血法

常规静脉取血，进针的方向与血流方向一致，在静脉管腔较大的情况下，取血针的刺入对血流影响不明显。如果穿刺的是小静脉，血流就会被取血穿刺针阻滞，针头部位就没有血流或血流不畅，不容易取出血来。小静脉逆行穿刺采血法的关键是逆行穿刺，即针头指向远心端，针头迎着血流穿刺，针体阻止血液回流，恰好使针头部位血流充盈，更有利于取血。

操作要点：①选择手腕、手背、足腕、足背或身体其他部位充盈好的小静脉。②常规消毒，可以不扎止血带。③根据取血量选用适宜的一次性注射器和针头。④针头指向远心端，逆行穿刺，针头刺入小静脉管腔 3～5 mm，固定针管，轻拉针栓即有血液进入针管。⑤采足需要血量后，拔出针头，消毒棉球按压穿刺部位。

注意事项：①尽可能选择充盈的小静脉。②可通过按压小静脉两端，仔细鉴别血液流向。③注射器不能漏气。④固定针管要牢，拉动针栓要轻，动作不可过大。⑤本方法特别适用于肥胖者、婴幼儿静脉取血。

（三）细小静脉直接滴入采血法

在临床护理中，对一些慢性病特别是消耗性疾病的患者进行常规静脉抽血采集血标本时，常因针管漏气、小静脉管腔等原因导致标本溶血，抽血不成功，给护理工作带来很大麻烦。而细小静脉直接滴入采血法，不仅能减轻患者的痛苦，而且还能为临床提供准确的检验数据。

操作要点：①选择手指背静脉、足趾背浅静脉、掌侧指间小静脉。②常规消毒：在所选用的细小静脉旁或上方缓慢进针，见回血后立即用胶布将针栓固定，暂不松开止血带。③去掉与针栓相连接的注射器，将试管接于针栓下方约 1cm 处，利用止血带的阻力和静脉本身的压力使血液自行缓缓沿试管壁滴入至所需量为止。④为防凝血，可边接边轻轻旋转试管，使抗凝剂和血液充分混匀。⑤操作完毕，松止血带，迅速拔出针头，用棉签压住穿刺点。

注意事项：①选血管时，不要过分拍挤静脉或扎止血带过久，以免造成局部淤血和缺氧，致使血液成分遭破坏而致溶血。②进针深浅度适宜，见回血后不要再进针。③固定头皮针时，动作要轻柔，嘱患者不要活动，以达到滴血通畅。④此方法适用于急慢性白血病、肾病综合征和消化道癌症等患者。

（四）新生儿后囟采血法

在临床护理中，给新生儿特别是早产儿抽血采集血标本时，常因血管细小，管腔内血液含量相对较少而造成操作失败，以致延误诊断或抢救时机。后囟采血法是将新生儿或3个月以内未闭合的后囟作为采集血标本的部位，这种方法操作简便，成功率高，安全可靠。

操作要点：①穿刺部位在后囟中央点，此处为窦汇，是头颈部较大的静脉腔隙。②患儿右侧卧位，面向操作者，右耳下方稍垫高，助手固定患儿头及肩部。③将后囟毛发剃净，面积为5～8 cm²，用2.5%碘酒消毒皮肤，75%酒精脱碘。用同样的方法消毒操作者左手食指，并在后囟中央点固定皮肤。④右手持注射器，中指固定针栓，针头斜面向上，手及腕部紧靠患儿头（作为固定支点），针头向患儿口鼻方向由后囟中央刺入，进针约0.5 cm，略有落空感后松开左手，试抽注射器活塞见回血，抽取所需血量后拔针，用消毒干棉签按压3～5 min，不出血即可。

注意事项：①严格无菌操作，消毒皮肤范围应广泛，避免细菌进入血液循环及颅内引起感染。②对严重呼吸衰竭，有出血倾向，特别是颅内出血的患儿禁用此方法。③进针时右手及胸部应紧靠患儿头部以固定针头，避免用力过度，进针太深而刺伤脑组织。④进针后抽不到回血时，可将针头稍进或稍退，也可将针头退至皮下稍移位后再刺入，切忌针头反复穿刺，以防感染或损伤脑组织。⑤操作过程中，严密观察患儿的面色、呼吸，如有异常立即停止操作。

（五）脐带血采集方法

人类脐带血含有丰富的造血干细胞，具有不同于骨髓及外周血的许多特点，这种通常被废弃的血源，可提供相当数量的造血干细胞，用于造血干细胞移植。脐带血还可提供免疫球蛋白，提高机体免疫力，因而近年来，人脐带血已开始应用于临床并显示出广泛的应用前景。

操作要点：①在胎儿着冠前，按无菌操作规程的要求准备好血袋和回输器，同时做好采血的消毒准备。②选择最佳采集时间，在避免胎儿窘迫的前提下，缩短第二产程时间，胎盘剥离之前是理想的采集时机。③胎儿娩出后立即用碘酒、酒精消毒脐轮端以上脐带约10 cm，然后用两把止血钳夹住脐带，其中一把止血钳用钳带圈套好，距脐轮1 cm处夹住脐带，另一把止血钳与此相距2 cm，并立即用脐带剪剪断脐带。④迅速选择母体端脐带血管暴起处作为穿刺部位，采血，收集脐带血适量后，再用常规消毒方法严格消毒回输器与血袋连接处，立即封口形成无菌血袋。⑤采集后留好血交叉标本，立即送检、储存，冷藏温度为-4℃，保存期10 d。

注意事项：①采集的对象应是各项检验和检查指标均在正常范围的产妇。②凡甲肝、乙肝、丙肝患者，不得采集。羊水三度污染及羊水中有胎粪者，脐带被胎粪污染者不采集。早产、胎盘早剥、前置胎盘、孕妇贫血或娩出呼吸窘迫新生儿的产妇不采集。③脐带血的采集，应选择素质好、责任心强、操作技术熟练的护士专人负责，未经培训者不得上岗。④严格把好检查使用关，脐带血收集后，须由检验科医生鉴定脐带血血型。使用时须与受血者做交叉配血试验，血型相同者方可使用。

五、注射及动静脉穿刺、输液相关方法

（一）Z 型注射法

各种药物进行肌内注射时，都可采用 Z 型注射法。此法简便易行，可减少患者注射时疼痛，特别是可显著减轻其注射后疼痛，尤其适用于需长时间接受肌内注射者。

操作要点：①常规吸药后更换一无菌针头。②选取注射部位，常规消毒皮肤，用左手将注射部位皮肤、皮下组织向一侧牵拉或向下牵拉。③右手将注射器内空气排尽后，刺入注射部位，抽吸无回血后注入药液，注射完毕后立即拔针，放松皮肤，使药液封闭在肌肉组织内。

注意事项：①如注射右旋糖酐铁时，注药完毕后，需停留 10 s 后拔出针头，放松皮肤及皮下组织。②禁止按摩注射部位，避免药物进入皮下组织产生刺激而引起疼痛。

（二）水肿患者的静脉穿刺法

临床工作中，患者由于明显的水肿、肢体肿胀，看不到也触及不到静脉血管，患者需要静脉注射或滴注治疗时，就会遇到困难，现介绍一种简便方法。

用两条止血带捆扎患者的肢体，上下相距约 15 cm，肢体远端最好选用一条较宽的止血带，捆在患者的腕部、肘部或踝部。1 min 后，松开下面一条止血带，在此部位可看到靛蓝色的静脉，行静脉穿刺。

该方法亦适用于因肥胖而难以进行静脉穿刺的患者。

（三）小静脉穿刺法

患者因长期输液或输入各种抗癌药物，血管壁弹性越来越差，血管充盈不良，给静脉穿刺带来很大困难。此时如能有效利用小静脉，既可减轻患者痛苦，又能使较大的血管壁弹性逐渐恢复。

其方法是：取棉签蘸 1% 硝酸甘油均匀涂在患者手背上，然后用湿热小毛巾置于拟输液部位 3 min 左右，表浅小静脉迅速充盈，此时可进行静脉穿刺。湿热毛巾外敷可促使血管扩张，并可增加硝酸甘油的渗透作用，而硝酸甘油具有扩张局部静脉的作用。

此方法适用于慢性衰竭及末梢循环不良者，静脉不清晰的小儿患者，长期静脉输液或输入刺激性药物后血管硬化者，休克患者，术前需紧急输入液体但静脉穿刺困难而局部热敷按摩无效者。

（四）氦氖激光静脉穿刺法

氦氖激光治疗仪是采用特定波长的激光束，通过光导纤维置入人体血管内，对血液进行净化照射的仪器。氦氖激光在治疗时是通过静脉穿刺来完成的。如采用激光套管针进行静脉穿刺，易造成穿刺失败，如改用 9 号头皮针进行静脉穿刺，取代套管针，不仅节省原材料，还能减轻患者痛苦。

操作要点：①首先接通电源，打开机器开关，根据需要调节功率，一般为 1.5～2.2 mV，每次照射 60～90 min。②将激光针用 2％戊二醛溶液浸泡 30 min 后取出，用 0.1％肝素盐水冲洗，以免戊二醛溶液损伤组织细胞。③将 9 号头皮针末端硅胶管部分拔掉，留下带有约 1 cm 长塑料部分的针头。将激光针插入头皮针腔内，安置于纤维管前端的针柄上拧紧螺母。④选择较粗直的肘正中静脉、头静脉或手背静脉、大隐静脉，将脉枕放在穿刺部位下，于穿刺点上方约 6 cm 处，扎紧止血带。⑤常规消毒，针尖斜面向上，使穿刺针与皮肤成 15°～30°角，刺入皮下再沿静脉走向，潜行刺入静脉，将激光针稍向外拉，见头皮针末端的塑料腔内有回血后，再轻轻送回原处。⑥松止血带，胶布固定，将复位键打开使定时键为"0"并计时。

注意事项：①每次治疗应随时观察病情变化，如患者出现兴奋、烦躁不安，有心慌等症状，可适当调节输出功率，缩短照射时间。②为防止突然断电不能准确计时，应采用定时键与其他计时器同时计时。③治疗结束后关闭电源，将头皮针和激光针一起拔出。激光针用清水清洗干净后浸泡于 2％戊二醛溶液中待用。

（五）冷光乳腺检查仪用于小儿静脉穿刺法

小儿静脉穿刺一直沿用着凭肉眼及手感来寻找静脉的方法。由于小儿皮下脂肪厚，皮下静脉细小，尤其伴有肥胖、水肿、脱水时，常给静脉穿刺带来困难。冷光乳腺检查仪不仅能把乳腺肿物的大小、透光度显示出来，还能清晰地显示出皮下静脉的分布走行。应用冷光乳腺检查仪，可大大加快寻找静脉的速度，尤其能将肉眼看不到、手摸不清的静脉清晰地显示出来，提高穿刺成功率，为危重患儿赢得抢救时间，提高护士的工作效率，还可减轻患儿不必要的痛苦，取得家长的信任和支持，密切护患关系。

操作要点：①四肢静脉的选择。按常规选择好穿刺部位，以手背静脉为例，操作者左手固定患儿手部，右手将冷光乳腺检查仪探头垂直置于患儿掌心，让光束透射手掌，推动探头手柄上的滑动开关，调节光的强度，便可把手背部静脉清晰地显示出来，选择较大的静脉，行常规消毒穿刺。②头皮静脉的选择。按常规选择好穿刺部位，以颞静脉为例，首先在颞部备皮，操作者以左手固定患儿头部，右手将探头垂直抵于颞部皮肤，移动探头并调节光的强度，在探头周围形成的透射区内寻找较粗大的静脉，进行常规消毒穿刺。

注意事项：①调节光的强度，应由弱到强，直到显示清晰。②四肢静脉以手背静脉、足背静脉效果最佳。

（六）普通头皮针直接锁骨下静脉穿刺法

在临床危重患者的抢救中，静脉给药是抢救成功的最可靠保证，特别是危重患儿，静脉通道能否尽快建立是抢救成功与否的关键。对于浅表静脉穿刺特别困难者，以往大多采用传统的静脉切开法或较为先进的锁骨下静脉穿刺法，但这两种方法难度较高。用普通头皮针直接锁骨下静脉穿刺法，便可以解决这一难题。

操作要点：①定位：第一，体位，患者取仰卧位，枕垫于肩下，使颈部充分暴露。第二，定点，取锁骨的肩峰端与胸锁关节连线的内 1/3 处作为进针点。第三，定向，取胸骨上端与喉结连线的 1/2 处与进针点连线，此线为进针方向。②进针：将穿刺部位做常规消毒，在定点上沿锁骨下缘进针，针尖朝进针方向，进针深度视患者年龄的大小、胖瘦而定，一般为 2.0～2.5 cm，见回血后再继续进针 2～3 mm 即可。③固定：由于针进入血管后保持 45° 左右的斜度立于皮肤上，所以固定前应先在针柄下方支垫少许棉球，再将胶布交叉贴于针柄及皮肤上以防针头左右摆动，最后将部分输液管固定在皮肤上，以防牵拉输液管时引起针头移位或脱落。

注意事项：①输液期间尽量减少活动，若行检查、治疗及护理时应注意保护穿刺部位。②经常检查穿刺部位是否漏液，特别是穿刺初期，按压穿刺部位周围，观察有无皮下气肿及血肿。③在排除原发性疾病引起的呼吸改变后，应注意观察患者的呼吸频率、节律是否有改变，口唇是否有发绀现象。因锁骨下静脉的后壁与胸膜之间的距离为 5～7 mm，需防针尖透过血管，穿破胸膜，造成血胸、气胸。④拔针时，用无菌棉球用力按压局部 3 min 以上，防止因局部渗血而形成皮下血肿，影响患者的呼吸及再次注射。若需保留针头，其方法与常规浅表静脉穿刺保留法相同。

（七）高压氧舱内静脉输液法

高压氧舱内静脉输液，要求必须保持输液瓶内外压力一致，如果产生压差，则会出现气体、液体均流向低压区，而发生气泡、液体外溢等严重后果。若将密闭式输液原通气方向改变，则能较好地解决高压氧舱内静脉输液的排气问题，保持气体通畅，使输液瓶内压力与舱内压力一致，从而避免压差现象。

操作要点：①患者静脉输液时，全部使用塑料瓶装，容量为 500 mL。②取一次性输液器，按常规操作为患者静脉输液，操作完毕，将输液瓶倒挂于输液架上。③用碘酒消毒该输液瓶底部或侧面（距液面 5 cm 以上）。④将密闭式输液瓶的通气针头从下面的瓶口处拔出，迅速插入已消毒好的输液瓶底部或侧面部位，使通气针头从瓶口移至瓶底，改变原来的通气方向。⑤调节茂菲氏滴管内液面至 1/2 高度。全部操作完成，患者方可进入高压氧舱接受治疗。

注意事项：①舱内禁止使用玻璃装密闭式静脉输液。②使用三通式静脉输液器时，需关闭通气孔，按上述操作方法，在瓶底或瓶侧插入一个 18 号粗针头即可。③使用软塑料袋装静脉输液时，需夹闭原通气孔，按上述操作方法，在塑料袋顶端刺入一个 18 号粗针头即可。

（八）静脉穿刺后新型拔针法

在临床中静脉穿刺拔针时，通常采用"用干棉签按压穿刺点，迅速拔出针头"的方法（下称"旧法"），运用此法操作，患者血管损伤和疼痛明显。如果将操作顺序调换为"迅速拔出针头，立即用干棉签按压穿刺点"（下称"新法"），可使患者的血管损伤和疼痛大为减轻。

经病理学研究和临床试验观察，由于旧法拔针是先用干棉签按压穿刺点，后迅速拔出针头，锋利的针刃是在压力的作用下退出血管，这样针刃势必会对血管造成机械性的切割损伤，致血管壁受损甚至破裂。在这种伤害性刺激的作用下，可释放某些致痛物质并作用于血管壁上的神经末梢而使患者产生痛觉冲动。由于血管受损，红细胞及其他血浆成分漏出血管，故出现血管周围淤血。由于血管内皮损伤，胶原暴露，继发血栓形成和血栓机化而阻塞管腔。由于血管壁损伤，液体及细胞漏出，引起管周大量结缔组织增生，致使血管壁增厚变硬，管腔缩小或闭塞，引起较重的病理变化。

新法拔针是先拔出针头，再立即用干棉签按压穿刺点。针头在没有压力的情况下退出管腔，可减轻甚至去除针刃对血管造成机械性的切割损伤，各种病理变化均较旧法拔针轻微。

（九）动脉穿刺点压迫止血法

目前，介入性检查及治疗已广泛地应用于临床，术后并发皮下血肿者时有发生，尤以动脉穿刺后多见。其原因主要是压迫止血的方法不当，又无直观的效果判断指标。如果采用压迫止血新方法，可有效地预防该并发症的发生。

其方法是，当动脉导管及其鞘拔出后，立即以左手食、中二指并拢重压皮肤穿刺口靠近心端 2 cm 左右处，即动脉穿刺口处，保持皮肤穿刺口的开放，使皮下积血能及时排出，用无菌纱布及时擦拭皮肤穿刺口的出血（以防凝血块形成而过早被堵住）。同时调整指压力量直至皮肤穿刺口无持续性出血则证明指压有效，继续压迫 15～20 min，最后先抬起两指少许，观察皮肤穿刺口无出血，可终止压迫，再以弹性绷带加压包扎。

（十）动、静脉留置针输液法

动、静脉留置针输液法，它选择血管广泛，不易刺破血管形成血肿，能多次使用同一血管，维持输液时间长，短时间内可输入大量液体，是烧伤休克期、烧伤手术期及术后维持输液的理想方法。

操作要点：①血管及留置针的选择：应选择较粗且较直的血管。血管的直径在 1 cm 左右，前端有一定弯曲者也可。一般选择股静脉、颈外静脉、头静脉、肘正中静脉、前臂浅表静脉、大隐静脉，也可选择颞浅静脉、额正中静脉、手背静脉等。留置针的选择按血管粗细、长度而定。股静脉选择 16G 留置针，颈外静脉、头静脉、肘正中静脉、前臂浅表静脉、大隐静脉可选用 14G～20G 留置针，其他部位宜选用 18G～24G 留置针。②穿刺：进针部位用 1% 普鲁卡因或利多卡因 0.2 mL 进行局部浸润麻醉约 30 s 后进针，进针方法同一般静脉穿刺，回血后将留置针外管沿血管方向推进，外留 0.5～2.0 cm。左手按压留置针管尖部上方血管，以免出血或空气进入，退出针芯、接通输液。股静脉穿刺在腹股沟韧带股动脉内侧采用 45° 斜刺进针，见回血后同上述穿刺方法输液。股静脉穿刺因其选择针体的较长，操作时应戴无菌手套。③固定：第一，用 3 M 系列透明粘胶纸 5 cm×10 cm 规格贴于穿刺部位，以固定针体及保护针眼，此法固定牢固、简便，且粘胶纸有一定的伸缩性，用于正常皮肤关节部位的输液，效果较好。第二，缝合固定，将留置针缝合于局部皮肤上，针眼处用棉球加以保护，此方法多用于通过创面穿刺的针体固定或躁动不安的患者。第三，采用普通医用胶布同一般静脉输液，多用于前臂、手背等处的小静脉。

注意事项：①行股静脉穿刺输液时应注意以下几点：第一，因股静脉所处部位较隐蔽，输液过程中要注意观察局部有无肿胀，防止留置针管脱出致液体输入皮下。第二，因血管粗大，输液速度快，应防止输液过快或液体走空发生肺水肿或空气栓塞。第三，若回血凝固，管道内所形成的血凝块较大，应用 5～10 mL 无菌注射器接于留置针局部将血凝块抽出，回血通畅后接通输液，若抽吸不出，应拔除留置针，避免加压冲洗管道，防止血凝块脱落导致血栓栓塞。第四，连续输液期间每日应更换输液器 1 次，针眼周围皮肤每日用碘酒、酒精消毒后，针眼处再盖以酒精棉球和无菌纱布予以保护。②通过创面穿刺者，针眼局部每日用 0.2% 氯己定液清洗 2 次，用油纱布及无菌纱布覆盖保护，若局部为焦痂，每日可用 2% 碘酒涂擦 3～4 次，针眼处用碘酒棉球及无菌纱布保护。③对前端血管发红或局部液体外渗肿胀者，应立即予以拔除。④留置针管同硅胶导管，其尖端易形成血栓，为侵入的细菌提供繁殖条件，故一般保留 3～7 d。若行痂下静脉穿刺输液，保留时间不超过 3 d。

（十一）骨髓腔内输注法

骨髓腔内输注是目前欧美一些国家小儿急救的一项常规技术。小儿急救时，常因中央静脉插管困难及静脉切开浪费时间，休克导致外周血管塌陷等原因无法及时建立静脉通道。因长骨有丰富的血管网，髓内静脉系统较为完善，髓腔由海绵状的静脉窦隙网组成，髓窦的血液经中央静脉管回流入全身循环。若将髓腔视为坚硬的静脉通道，即使在严重休克时或心脏停搏时亦不塌陷。采用骨髓腔内输注法进行急救，安全、省时、高效。当然，骨髓腔内输注法并不能完全取代血管内输注，只不过是血管内输注技术的一项有效的补充替代方法，仅局限于急救治疗中静脉通路建立失败而且适时建立通路可以明显改善预后的患者。

心脏停搏、休克、广泛性烧伤、严重创伤以及危及生命的癫痫持续状态的患者，可选择骨髓腔内输注法。患有骨硬化症、骨发育不良症、同侧肢体骨折的患者，不宜采用此法。若穿刺部位出现蜂窝织炎，烧伤感染或皮肤严重撕脱则应另选它处。

操作要点：①骨髓穿刺针的选择：骨髓腔内输注穿刺针采用骨髓穿刺针、15～18号伊利诺斯骨髓穿刺针或 Sur-Fast（美国产）骨髓穿刺针。18～20 号骨髓穿刺针适用于 18 个月以下婴幼儿，稍大一些小儿可采用 13～16 号针。②穿刺部位的选择：最常用的穿刺部位是股骨远端和胫骨远、近端，多数首选胫骨近端，因其有较宽的平面，软组织少，骨性标志明显，但 6 岁以上小儿或成人常因该部位厚硬，穿刺难而选择胫骨远端（内踝）。胫骨近端为胫骨粗隆至胫骨内侧中点下方 1～3 cm，胫骨远端为胫骨内侧内踝与胫骨干交界处，股骨远端为外踝上方 2～3 cm。③穿刺：穿刺部位常规消毒，固定皮肤，将穿刺针旋转钻入骨内，穿过皮质后，有落空感，即进入了髓腔。确定针入髓腔的方法为，接注射器抽吸有骨髓或缓慢注入 2～3 mL 无菌盐水，若有明显阻力则表示针未穿过皮质或进入对侧皮质。④针入髓腔后，先以肝素盐水冲洗针，以免堵塞，然后接输液装置。⑤输注速度：液体从髓腔给药的速度应低于静脉给药。内踝部，常压下 13 号针头输注速度为 10 mL/min，加压 40 kPa 为 41mL/min。胫骨近端常压下输注速度为 1 130 mL/h，加压情况下可为常压下 2～3 倍。⑥待建立血管通路后，及时中断骨髓腔内输注，拔针后穿刺部位以无菌纱布及绷带加压压迫 5 min。

注意事项：①操作过程应严格无菌，且骨髓输注留置时间不宜超过 24 h，尽快建立血管通路后应及时中断骨髓腔内输注，以防骨髓炎发生。②为预防穿刺部位渗漏，应选择好穿刺部位，避开骨折骨，减少穿刺次数。确定针头位于髓腔内，必要时可摄片。为防止针移位，应固定肢体，减少搬动。定时观察远端血供及软组织情况。③婴幼儿穿刺时，若采用大号穿刺针，穿刺点偏向胫骨干，否则易引起医源性胫骨骨折。因此，应选择合适的穿刺针，胫骨近端宜选在胫骨粗隆水平或略远一点。

六、输血技术

（一）成功输血的 12 个步骤

步骤：①获取患者输血史。②选择大口径针头的输血器，同时选择大静脉，保证输血速度，防止溶血。输血、输液可在不同部位同时进行。③选择合适的过滤网，170 μm 网眼口径的过滤网即可去除血液中肉眼可见的碎屑和小凝块。20～40 μm 网眼口径的过滤网可过滤出更小的杂质和血凝块，此过滤网仅用于心肺分流术患者，而不用于常规输血。④输血时最好使用 T 形管，特别是在大量输入血液时，更应采用 T 形管。这样既容易又安全地输入血制品，减少微生物进入管道的机会。⑤做好输血准备后，再到血库取血。⑥做好核对工作，认真核对献血者和受血者的姓名、血型和交叉配血试验结果。⑦观察生命体征，在输血后的 15 min 内应多注意观察患者有无异常症状，有无输血反应。⑧输血前后输少量 0.9% 氯化钠溶液。⑨缓慢输血，第一个 5 min 输血速度不超过 2 mL/min，此期间若出现输血反应，应立即停止输血。⑩保持输血速度，如果输血速度减慢，可提高压力，最简单的方法是将血袋轻轻用手翻转数次或将压力袖带系在血袋上（勿使用血压计袖带）。若采用中心静脉导管输血，需将血液加温至 37℃ 以下，防止输入大量冷血引起心律失常。⑪密切监测整个输血过程。⑫完成必要的护理记录。

（二）成分输血

成分输血是通过血细胞分离和将血液中各有效成分进行分离，加工成高浓度、高纯度的各种血液制品，然后根据患者病情需要有针对性输注，以达到治疗目的。它具有疗效高，输血反应少，一血多用和节约血源等优点。

1. 浓缩红细胞

新鲜全血经离心或沉淀后移去血浆所得。红细胞浓度高，血浆蛋白少，可减少血浆内抗体引起的发热、过敏反应。浓集细胞适用于携氧功能缺陷和血容量正常或接近正常的慢性贫血患者。

2. 洗涤红细胞

浓集红细胞经 0.9%氯化钠溶液洗涤数次，加 0.9%氯化钠溶液或羟乙基淀粉制成。去除血浆中及红细胞表面吸附的抗体和补体、白细胞及红细胞代谢产物等。洗涤红细胞适用于免疫性溶血性贫血、阵发性睡眠性血红蛋白尿等患者以及发生过原因不明的过敏反应或发热者。

3. 悬浮红细胞

提取血浆后的红细胞加入等量红细胞保养液制成，可以保持红细胞的生理功能，适用于中、小手术，战地急救等。

4. 冰冻红细胞

对 IgA 缺陷而血浆中存有抗 IgA 抗体患者，输注冰冻红细胞反应率较低。

5. 白细胞悬液

新鲜全血经离心后取其白膜层的白细胞，或用尼龙滤过吸附器而取得。白细胞悬液适用于各种原因引起的粒细胞缺乏（小于 $0.5 \times 10^9/L$）伴严重感染者（抗生素治疗在 48 h 内无反应的患者）。

6. 浓缩血小板

从已采集的全血中离心所得，或用连续和间断血液细胞分离机从供血者获取。血小板悬液适用于血小板减少或功能障碍所致的严重自发性出血者。

7. 新鲜或冰冻血浆

含有正常血浆中所有凝血因子，适用于血浆蛋白及凝血因子减少的患者。

（三）自体输血法

自体输血法是指采集患者体内血或回收自体失血，经过一定的处理，再回输给同一患者的方法。开展自体输血将有利于开拓血源，减少贮存血量，并且有效地预防输血感染（如肝炎、艾滋病）和并发症的发生。自体输血分为预存自体输血和术中自体输血等方法。

1. 预存自体输血

预存自体输血即在输血前数周分期采血，逐次增加采血量，将前次采血输回患者体内，最后采集的血贮备后于术中或术后使用。预存自体血的采集与一般供血采集法相同。

2. 术中自体输血

对手术过程中出血量较多者，如宫外孕、脾切除等手术，应事先做好准备，进行自体血的采集和输入。

操作要点：①将经高压灭菌后的电动吸引器装置一套（按医嘱在负压吸引瓶内加入抗凝剂和抗生素），乳胶管（硅胶管）两根，玻璃或金属吸引头一根，闭式引流装置一套以及剪有侧孔的 14 号导尿管，无菌注射器、针头和试管备好。②连接全套吸引装置，在负压瓶内加入抗凝剂，一般每 100 mL 血液加入 10 ～ 20 mL 抗凝剂。③术中切开患者腹腔后立即用吸引头吸引，将血液引流至负压瓶内，边吸边摇瓶，使血液与抗凝剂充分混匀。如收集胸血时，将插入胸腔的导管连接无菌闭式引流装置，在水封瓶内加入抗凝剂。④收集的自体血经 4 ～ 6 层无菌纱布过滤以及肉眼观察无凝血块后，即可回输给患者。

注意事项：①用电动吸引器收集自体血时，负压吸引力不宜超过 13.3 kPa，以免红细胞破裂。②收集脾血时，脾蒂血管内的血液可自然流入引流瓶内，切忌挤压脾脏而引起溶血。③回输自体血中的凝血因子和血小板已被耗损，可引起患者凝血功能的改变，故输血以后需要密切观察有无鼻出血、伤口渗血和血性引流液等出血症状，并做好应急准备。④如果收集的自体血量多，可用 500 mL0.9％氯化钠输液空瓶收集保存。

（四）血压计袖带加压输血法

危重或急诊患者手术时，常常需要大量快速输血，由于库血温度低，血管受到刺激容易发生痉挛，影响输血速度。同时，一次性输血器管径小、弹性差，应用手摇式和电动式加压输血器效果也不理想。如采用血压计袖带加压输血，既方便经济，效果又好。

其方法是：输血时，应用一次性输血器，固定好穿刺部位，针头处衔接严密，防止加压输血时脱落。输血前将血压计袖带稍用力横向全部缠绕于血袋上，末端用胶布固定，再用一长胶布将血压计袖带与血袋纵向缠绕一圈粘贴妥当。袖带连接血压计的胶管用止血钳夹紧，然后将血袋连接一次性输血器，悬挂在输液架上，经输气球注气入袖带，即可产生压力，挤压血袋，加快输血速度。注入袖带内的气体量和压力根据输血滴速要求而定，袖带内注入 300 mL 气体，压力可达 12 kPa，此时血液直接注入血管。一般输入 350 mL 血液，中途须充气 2 ～ 3 次，8 min 内即可输完，若需改变滴速可随时调节注入袖带内的气体量。

此方法为一般输血速度的 3 ～ 3.5 倍，红细胞不易被破坏，从而减少输血反应发生，还可随意调节滴速。

七、负压吸引法

（一）安全吸引法

负压吸引法是通过负压装置将管腔器官内的分泌物、渗出物或内容物吸出的一种治疗方法。如吸痰、胃肠减压以及术中腹腔、胸腔出血的吸引等。在负压吸引时，无论操作时怎样小心，都可能对患者造成损害，如吸痰时将带走一定量的氧气，胃肠吸引时可能损伤胃黏膜等。因此，为了减少吸引给患者造成的损伤，应采用安全吸引法。

1. 控制流量

根据吸引的目的决定流量的大小。在吸引时，如果增加负压，可能损伤组织，因此在不增加负压的前提下可采取增加流量的有效方法。一是使用大口径吸引导管，二是缩短吸引管道的长度。如术中动脉出血，使术野不清时，则应选用流量较大的大口径导管，以减少吸引阻力。当进行气管内吸引时，大口径导管不能插入气管内，则可在导管和引流装置之间连接大口径管道，同样可以减少吸引阻力。吸引管道的长度是影响流量的因素之一，过长的管道会增加不必要的阻力，因此长短要适度，不宜过长。引流物的黏稠度也对流量有影响，掌握了上述基本原理，就可以为患者做各种负压吸引。

2. 使用二腔管间断吸引

在进行鼻胃管负压吸引时，采用二腔管间断吸引并将贮液瓶放在高于患者处，可预防黏膜损伤及管腔阻塞。其原理是：二腔管中一管腔用于吸引，另一管腔与外界相通，使空气进入胃内，流动的气体保证了管端与胃黏膜分离，减少了由于吸引管末端与胃黏膜接触而导致的胃黏膜损伤及管道堵塞现象。间断吸引时，管内压力恢复到大气压水平，也有助于胃黏膜或胃内容物与管端分离。将贮液瓶放在高于患者水平处，可防止吸引并发症的发生。其机制是：如传统的贮液瓶低于患者水平处，当吸引停止时，导管与黏膜很可能紧密接触。而将贮液瓶移至高于患者处，吸引中断时，管内液体可反流入胃，有助于分离胃黏膜与导管，一般反流量不足 7 mL（标准鼻管容积为 7 mL）时，进入胃内无害，同时也防止了侧管反流现象发生。

3. 气道吸引法

进行气道吸引时，负压调节在 6～9 kPa，切忌增加吸引压力，从而损伤气道黏膜。如痰液黏稠时，应多湿化多饮水，以促进其稀释。由于气道吸引的同时，常因吸走部分氧气而引起低氧血症，所以吸引前后应加大给氧量或嘱患者深呼吸。另外，还应选择合适的吸痰管，一般吸痰管外径以不超过气道内径的 1/2 为宜，以防引起肺不张。

（二）气管内吸引法

临床护理中，对各种原因引起的肌无力致使无力咳痰者或咳嗽反射消失以及昏迷患者不能将痰液自行排出者，常常采取气管内吸引，以解除呼吸道阻塞。在气管内吸引中，使用正确的操作方法，不仅可以缓解呼吸困难，而且可以减少吸引不良反应。

操作要点：①吸引压力：吸引的负压不宜过高，一般选择在 10.64～15.96 kPa，因较高负压可加重肺不张、低氧血症及气道黏膜损伤。早产儿和婴儿吸引时，负压应控制在 7.98～10.64 kPa。②吸引时间：应限于 10 s 或更少，每次操作插管最多不超过 2 次，尤其对头部闭合伤伴颅内压增高的患者更应如此。因吸引导管插入次数越多，对黏膜损伤越大，须加以限制。当给予高充气时，吸引导管如多次通过气管插管，可增高平均动脉压，加重颅内压增高风险。③吸引管的选择及插入深度：吸引管外径不能超过气管内插管内径的1/2，使吸引时氧气被吸出的同时，空气可进入两肺，以防肺不张。吸引管的长度应以吸引管插至气管插管末端超出1 cm为宜，对隆突处吸引比深吸引效果好，可以减少损伤。④吸引前后吸入高浓度氧或高充气：吸引前后给予高浓度氧气吸入，可以预防因气管内吸引所致的低氧血症。高充气是将潮气量增至正常的1.5倍，易引起平均动脉压升高，增加肺损伤的危险，一般不宜作为常规使用。当高浓度氧气吸入后，若患者血氧饱和度能保持稳定，可不必高充气。

注意事项：①气管内吸引不能作为常规使用，只能在必需时进行：因吸痰可引起气道损伤，刺激气道产生分泌物，只有当患者咳嗽或呼吸抑制，听诊有啰音，通气机压力升高，血氧饱和度或氧分压突然下降时才进行吸引。还应根据患者的症状和体征将吸引频率减少到最低限度，以避免气道不必要的损伤。②避免盐水灌洗而导致吸出，一些医院以此作为吸引前的常规操作。但实验研究证明，盐水与呼吸道分泌物在试管内没能混合，也未必能在气道内混合而被吸出。另外，盐水还影响氧合作用，并因灌洗将细菌转入下呼吸道而增加感染机会，因此，盐水对分泌物的移动和稀释是无效的。③注意监测心律、心率、血氧饱和度、氧分压等指标，吸引时，患者出现心动过缓、期前收缩、血压下降、意识减退等情况应停止吸引。

第二节　常见症状护理

一、发热

发热是在致热源作用下或因各种原因引起的体温调节中枢功能紊乱，使机体产热增多，散热减少，体温升高超出正常范围。发热可分为感染性发热和非感染性发热两大类。感染性发热较常见，由病原体引起；非感染性发热可由病原体之外的各种物质引起，目前越来越引起人们的关注。

发热过程包括三个时期：①体温上升期，其特点是产热大于散热，主要表现为皮肤苍白、疲乏无力、干燥无汗、畏寒，甚至寒战。②高热持续期，其特点是产热和散热趋于平衡，主要表现为面色潮红、口唇干燥、皮肤灼热、全身不适等。③体温下降期，其特点是散热大于产热，体温恢复到正常水平，主要表现为大汗、皮肤潮湿等。

将发热患者在不同时间测得的体温数值分别记录在体温单上，再将各体温数值点连接起来形成体温曲线，该曲线的不同形态称为热型。某些发热性疾病具有独特的热型，细致观察有助于疾病诊断。常见热型及常见疾病对照见表2-1。

表 2-1 常见热型及常见疾病对照

热型	发热特点	常见疾病
稽留热	体温持续在 39～40℃数天或数周，24 h 波动范围不超过 1℃	大叶性肺炎、伤寒、斑疹伤寒、流行性脑脊髓膜炎
弛张热	体温在 39℃以上，24 h 内温差在 1℃以上，体温最低时仍高于正常	败血症、风湿热、重症肺结核、化脓性炎症等
间歇热	体温骤然升高为 39℃以上，持续数小时或更长，然后下降至正常，经过一个间隙，体温又升高，并反复发作，即高热期和无热期交替出现	疟疾、急性肾盂肾炎
回归热	体温急剧上升为 39℃以上，持续数日后又骤然下降，但数日后又再出现	回归热、霍奇金病
波状热	体温逐渐上升为 39℃或以上，发热数日后逐渐下降，数日后又再发热	布鲁菌病
不规则热	发热无规律，且持续时间不定	结核病、支气管肺炎、流行性感冒、癌性发热

（一）观察要点

1.监测体温变化

一般每天测 4 次体温，高热时应每 4 h 测量 1 次，待体温恢复正常 3 d 后，改为每天 1 或 2 次。注意发热的热型、程度及经过等。体温超过 38.5℃时，遵医嘱给予物理降温或药物降温，30～60 min 复测体温，并做好记录和交班。

2.注意水、电解质平衡

了解血常规、红细胞比容、血清电解质等变化。在患者大量出汗、食欲缺乏及呕吐时，应密切观察其有无脱水现象。

3.观察外周循环情况

患者高热而四肢末梢厥冷、发绀等提示病情加重。

4.并发症观察

注意患者有无抽搐、休克等情况的发生。

（二）护理措施

1.降温

护理人员可选用物理或化学降温方法。物理降温有局部、全身冷疗两种，局部冷疗采用冷毛巾、冰袋、化学制冷袋，通过传导方式散热；全身冷疗应用温水或乙醇擦浴达到降温目的。药物降温通过机体蒸发散热达到降温目的，使用时应注意药物剂量，尤其是年老体弱及有心血管疾病的患者应防止虚脱或休克现象的发生。

2. 休息与活动

休息可减少能量的消耗，有利于机体康复。高热患者需卧床休息，低热患者可酌情减少活动，适当休息。有谵妄、意识障碍的患者应加床档，防止坠床。保持室内温湿度适宜，空气新鲜，定时开窗通风。

3. 补充营养和水分

为患者提供富含维生素、高热量、高蛋白、易消化的流质或半流质。鼓励患者多饮水，以每天 3 000 mL 为宜，以补充高热消耗的大量水分，并促进毒素和代谢产物的排出。

4. 口腔和皮肤护理

指导患者每天酌情进行口腔护理 2～3 次或晨起、进食前后漱口。注意保持皮肤的清洁卫生，穿棉质内衣，保持干燥。对于长期高热者，应协助其改变体位，防止压疮、肺炎等并发症出现。

5. 用药护理

遵医嘱正确应用抗生素，保证按时、足量、现用现配。

6. 心理护理

注意患者心理变化，及时对患者进行心理疏导，使患者保持心情愉快，处于接受治疗护理的最佳状态。

（三）指导要点

指导患者了解发热的处理方法，告诉患者忌自行滥用退热药及消炎药。

指导患者注意休息，有利于患者的机体康复。

指导患者食用易消化、高热量的饮食，多饮水。

指导患者保持口腔清洁，着宽松、棉质、透气的衣服，以利于排汗。

指导患者积极配合治疗和护理。

二、呼吸困难

呼吸困难是指患者主观感觉空气不足、呼吸不畅；客观表现为呼吸用力，严重时可出现张口呼吸、鼻翼翕动、端坐呼吸甚至发绀，辅助呼吸肌参与呼吸运动，并且伴有呼吸频率、深度及节律的异常。

（一）分类

根据发生机制及临床特点，将呼吸困难归纳为以下五种类型。

1. 肺源性呼吸困难

肺源性呼吸困难主要是呼吸系统疾病引起的通气、换气功能障碍，从而导致缺氧和

（或）二氧化碳潴留。临床上分为以下几种。

（1）吸气性呼吸困难

其特点为吸气时呼吸困难显著，重者出现胸骨上窝、锁骨上窝和肋间隙凹陷，即"三凹征"；常伴有干咳及高调哮鸣，多见于喉水肿、气管异物、肿瘤或痉挛等引起的上呼吸道机械性梗阻。

（2）呼气性呼吸困难

其特点是呼吸费力，呼气时间延长，常伴有哮鸣音，多见于支气管哮喘、慢性阻塞性肺疾病等。

（3）混合性呼吸困难

吸气和呼气均感费力，呼吸频率增快，呼吸变浅，常伴有呼吸音减弱或消失，常由重症肺炎、大量胸腔积液和气胸所致。

2. 心源性呼吸困难

最常见的病因是左心衰竭，亦见于右心衰竭、心包积液等，常见临床表现如下。

（1）劳力性呼吸困难

患者常在体力活动时发生或加重，休息后缓解或消失，为左心衰竭最早出现的症状。

（2）夜间阵发性呼吸困难

患者在夜间入睡后因突然胸闷、气急而憋醒，被迫坐起，呼吸深快。轻者数分钟后症状逐渐缓解，重者可伴有咳嗽、咳白色泡沫样痰、气喘、发绀、肺部哮鸣音，称为心源性哮喘。

（3）端坐呼吸

患者呼吸困难明显，不能平卧，而被迫采取高枕卧位、半卧位或坐位。

3. 中毒性呼吸困难

中毒性呼吸困难，是指药物或化学物质抑制呼吸中枢引起的呼吸困难，如酸中毒时出现深而大的呼吸困难等。

4. 神经精神性呼吸困难

神经精神性呼吸困难常引起呼吸变慢、变深，并伴有节律异常，如吸气突然终止、抽泣样呼吸等。神经精神性呼吸困难常见于癔症患者。

5. 血源性呼吸困难

重症贫血可因红细胞计数减少、血氧不足而引起气促，尤以活动后加剧；大出血或休克时因缺血和血压下降，从而刺激呼吸中枢引起呼吸困难。

（二）观察要点

动态观察患者呼吸情况和伴随症状。判断患者呼吸困难的类型。

监测血氧饱和度、动脉血气变化。有条件可监测患者的血氧饱和度、动脉血气变化，若血氧饱和度降低到 94% 以下或病情加重，应及时处理。

密切观察呼吸困难改善情况。密切观察患者的呼吸困难改善情况，如发绀是否减轻，听诊肺部湿啰音是否减少。

（三）护理措施

1.体位

患者采取身体前倾坐位或半卧位，可使用枕头、靠背架或床边桌等支撑物，以自觉舒适为原则。避免因盖被过厚或穿紧身衣服而加重胸部压迫感。

2.保持呼吸道通畅

指导并协助患者进行有效的咳嗽、咳痰；每 1～2 h 协助翻身 1 次，并叩背使痰液排出；饮水、口服或雾化吸入祛痰药可湿化痰液，使痰液便于咳出或吸出。

3.氧疗和机械通气的护理

根据患者呼吸困难的类型、严重程度不同，进行合理氧疗和机械通气。监测和评价患者的反应，安全管理机械通气系统，预防并发症，满足患者的基本需要。

4.休息与活动

选择安静舒适、温湿度适宜的环境，合理安排患者的休息和活动量，调整日常生活方式。若病情许可，改变运动方式和有计划地增加运动量，如室内走动、室外散步、快走、慢跑、打太极拳等，逐步提高活动耐力和肺活量。

5.呼吸训练

指导患者做缓慢深呼吸、腹式呼吸、缩唇呼吸等，训练呼吸肌，延长呼气时间，使气体能完全呼出。

6.心理护理

呼吸困难可引起患者烦躁不安、恐惧，而这些不良情绪反应又可进一步加重病情。因而医护人员应评估患者的心理状况，安慰患者，使其保持情绪稳定，增加其安全感。

（四）指导要点

指导患者采取舒适卧位，合理安排休息与活动。

指导患者保持呼吸道通畅，进行合理氧疗和机械通气。

指导患者做缓慢深呼吸、腹式呼吸、缩唇呼吸等呼吸训练。

指导患者积极配合治疗和护理。

三、疼痛

疼痛是一种复杂的主观感受，是非常受重视的一个常见临床症状，也被称为第五生命体征。疼痛的原因：温度刺激、化学刺激、物理损伤、病理改变和心理因素等。疼痛可对全身产生影响，致精神心理方面改变，如抑郁、焦虑、愤怒、恐惧；致生理反应改变，如血压升高、心率增快、呼吸频率增快、神经内分泌及代谢反应异常、生化反应异常；致行为反应改变，如语言反应、躯体反应等异常。

个体对疼痛的感受和耐受力存在很大的差异，同样性质、强度的刺激可引起不同个体产生不同的疼痛反应。疼痛阈是指使个体所能感觉到疼痛的最小刺激强度。疼痛耐受力是指个体所能耐受的疼痛强度和持续时间。对疼痛的耐受力受客观和主观因素的影响。其中客观因素包括个体的年龄、文化、环境变化、社会支持、行为作用及医源性因素；主观因素包括以往的疼痛经验、注意力、情绪及对疼痛的态度等。

（一）观察要点

患者疼痛时的生理、行为和情绪反应。

疼痛的部位、发作方式、程度、性质、伴随症状、开始时间以及持续时间等。

疼痛评估工具的使用：可根据患者的病情、年龄和认知水平选择相应的疼痛评估工具。

（二）护理措施

1. 减少或消除引起疼痛的原因

若为外伤所致的疼痛，应酌情给予患者止血、包扎、固定、处理伤口等治疗措施；胸、腹部手术后，患者会因咳嗽或呼吸引起伤口疼痛，术前应教会患者术后深呼吸和有效咳嗽的方法。

2. 合理运用缓解或解除疼痛的方法

（1）药物镇痛

药物镇痛是治疗疼痛最基本、最常用的方法。镇痛药物种类很多，主要分3种类型：①阿片类镇痛药，如吗啡、哌替啶、芬太尼等；②非阿片类镇痛药，如水杨酸类、苯胺类、非甾体抗炎药等；③其他辅助类药物，如激素、解痉药、维生素类药物等。镇痛药物给药途径以无创给药为主，可以选择口服给药、经直肠给药、经皮肤给药、舌下含服给药法，亦可临时采用肌内注射法、静脉给药法、皮下注射给药法，必要时选择药物输注泵。

对于癌性疼痛的药物治疗，目前临床上普遍采用世界卫生组织所推荐的三阶梯镇痛疗法，逐渐升级，合理应用镇痛剂来缓解疼痛。三阶梯镇痛疗法的基本原则：口服给药、按时给药、按阶梯给药、个体化给药、密切观察药物不良反应及宣教。三阶梯镇痛疗法的内容如下所述。①第一阶梯：使用非阿片类镇痛药物，适用于轻度疼痛患者，主要给药途径是口服，常用的药物有阿司匹林、对乙酰氨基酚、布洛芬等。②第二阶梯：使用弱阿片类镇痛药物，适用于中度疼痛患者，常用的药物有可待因、曲马多等。③第三阶梯：使用强阿片类镇痛药物，主要用于重度和剧烈癌痛患者，常用药物有吗啡、美沙酮等，可酌情加用辅助药；给药途径上，吗啡和美沙酮均可以口服或肌内注射。患者自控镇痛泵在患者疼痛时，通过由计算机控制的微量泵主动向体内注射设定剂量的药物，符合按需镇痛的原则，既减轻了患者的痛苦和心理负担，又减少了医务人员的操作频率。

（2）物理镇痛

物理镇痛常应用冷、热疗法，如冰袋、冷湿敷或热湿敷、温水浴、热水袋等。此外，按摩及推拿也是临床上常用的物理镇痛方法。高热、有出血倾向疾病、结核和恶性肿瘤等患者慎用物理镇痛。

（3）针灸镇痛

根据疼痛部位，针刺相应的穴位，使人体经脉疏通、气血调和，以达到镇痛的目的。

（4）经皮神经电刺激疗法

经皮肤将特定的低频脉冲电流输入人体，可以达到无损伤性镇痛作用。

3. 提供心理社会支持

积极指导家属理解支持患者，并鼓励患者树立战胜疾病的信心。

4. 恰当运用心理护理方法及疼痛心理疗法

心理护理方法包括减轻心理压力、转移注意力和放松练习。转移注意力和放松练习可减少患者对疼痛的感受强度，常用方法：参加活动、运用音乐疗法、有节律地按摩、深呼吸和想象。疼痛的心理疗法是应用心理性的原则和方法，通过语言、表情、举止行为，并结合其他特殊的手段来改变患者不正确的认知活动、情绪障碍和异常行为的一种治疗方法。

5. 采取提高环境舒适度的措施

提供具有良好的采光和通风的房间、舒适整洁的床单位、适宜的温湿度等提高环境舒适度。

（三）指导要点

指导患者准确描述疼痛的性质、部位、持续时间、规律，并选择适合自身的疼痛评估工具。

指导患者客观地向医务人员讲述疼痛的感受。

指导患者正确使用镇痛药物，如用药的最佳时间、用药剂量等，避免药物成瘾。

指导患者学会利用技巧以缓解疼痛。

第三章 呼吸系统疾病患者的护理

第一节 急性呼吸道感染患者的护理

一、急性上呼吸道感染

急性上呼吸道感染简称上感，是鼻腔、咽或喉部的急性炎症的概称，是呼吸道最常见的急性感染性疾病。全年皆可发病，冬春季节多发，多数为散发性，在气候突变时可造成流行。病原体主要通过飞沫传播，也可由于接触被病毒污染的用具而传播。

（一）病因与发病机制

急性上感有70%～80%由病毒引起，包括鼻病毒、流感病毒、副流感病毒、呼吸道合胞病毒、腺病毒、埃可病毒、柯萨奇病毒、麻疹病毒和风疹病毒等。由于病毒的类型较多，人体对各种病毒感染后产生的免疫力较弱且短暂，病毒间又无交叉免疫，故一个人一年内可多次发病，特别是老幼体弱、呼吸道有慢性炎症者更易患病。少数上感由原发或继发细菌感染引起，以溶血性链球菌最常见，其次为流感嗜血杆菌、肺炎链球菌和葡萄球菌等，偶见革兰阴性杆菌。上感在受凉、淋雨、过度疲劳、全身或呼吸道局部防御功能降低时诱发。

（二）护理评估

1.健康史

有无受凉、淋雨、过度疲劳等使机体抵抗力降低等情况，发病前有无与急性呼吸道感染患者密切接触史；应注意询问本次起病情况，既往健康状况，有无呼吸道慢性炎症等。

2.身体状况

（1）症状和体征

普通感冒俗称"伤风"，又称急性鼻炎或上呼吸道卡他，以鼻咽部卡他症状为主要表现。起病较急。初期有咽干、喉痒、喷嚏、鼻塞、流清水样鼻涕，2～3 d分泌物变稠。可伴咽痛，有时因咽鼓管炎使听力减退，也可出现流泪、味觉迟钝、咳嗽或少量黏液痰等。一般无发热，或仅有低热、轻度头痛、全身不适等症状。检查可见鼻腔黏膜充血、水肿、有分泌物，咽部充血。如无并发症，一般5～7 d痊愈。

病毒性咽炎和喉炎：咽炎，表现为咽痒和灼热感，咽痛不明显；喉炎，表现为声嘶，可有咳嗽，咳嗽时喉部疼痛。体格检查可见咽喉部充血、水肿，局部淋巴结肿大、触痛。

疱疹性咽峡炎：常为柯萨奇病毒A引起，多见于儿童，好发于夏季。表现为明显咽痛、发热。检查可见咽部充血，咽和扁桃体表面有灰白色疱疹和浅表溃疡，周围伴红晕。

咽结膜热：常由腺病毒和柯萨奇病毒引起。常发生于夏季，儿童多见，由游泳传播。表现为发热、咽痛、畏光、流泪、咽和结膜明显充血。

细菌性咽扁桃体炎：起病急，明显咽痛，吞咽时加剧，伴畏寒、发热，体温可在39℃以上。检查可见咽部明显充血，扁桃体充血肿大、表面有黄色脓性分泌物，颌下淋巴结肿大、压痛，肺部无异常体征。

（2）并发症

急性鼻窦炎、中耳炎、气管－支气管炎。部分患者可并发风湿热、病毒性心肌炎、肾小球肾炎等。

3.心理及社会资料

上呼吸道感染的患者虽然症状明显，但经休息和（或）治疗能很快痊愈，一般不影响生活和工作，患者心理上比较轻松。部分患者因发热、全身酸痛而表现疲惫不堪，情绪低落。少数患者对疾病轻视，不能及时就诊，易致病情延误而使感染向下蔓延，加重病情。

4.辅助检查

血液检查：病毒感染时白细胞计数正常或偏低，淋巴细胞比例升高。细菌感染时白细胞计数及中性粒细胞计数可偏高，可有核左移。

病原学检查：医生需要时可做病毒分离或血清学检查，可判断病毒的类型。细菌培养可判断细菌类型并做药物敏感试验以指导临床用药。

（三）护理诊断

体温过高：与病毒和（或）细菌感染有关。

舒适度减弱：与鼻塞、咽痛、流涕有关。

（四）护理措施

1.一般护理

休息：适当休息，减少体力活动，发热患者应卧床休息，保持室内空气流通，调节适宜的温度、湿度。

营养：给予患者清淡、易消化的高热量、高维生素、低脂肪的流质或半流质饮食，鼓励患者多饮水，以补充出汗等消耗，维持体液平衡。

2.病情观察

每4h测1次体温、脉搏、呼吸并记录，观察患者发热程度和热型。警惕并发症，若咳嗽加重、咳脓痰，体温升高，提示并发下呼吸道感染；如耳痛、听力减退提示中耳炎；头痛伴脓性鼻涕等提示鼻窦炎；恢复期患者出现心悸、胸闷、眼睑水肿、高血压及关节痛等提示心肌炎、肾炎、风湿热等。

3. 用药护理

发热伴全身酸痛者，可遵医嘱服用阿司匹林、索米痛片、感冒冲剂等解热止痛药；应注意避免大量出汗引起虚脱；咽痛、声嘶可用淡盐水含漱或润喉片含服，局部雾化治疗；鼻塞、流涕用1%麻黄碱滴鼻；遵医嘱给予抗生素或抗病毒药物治疗，防治感染并注意观察药物疗效。

4. 对症护理

当患者体温超过39℃时可进行物理降温，如头部冷敷、温水擦浴等。必要时遵医嘱使用药物降温，并观察记录降温效果。患者寒战时可用热水袋保暖。患者退热时常大汗淋漓，应及时擦干汗液，更换衣服及被褥。

二、急性气管-支气管炎

急性气管-支气管炎是指由于各种原因导致气管-支气管黏膜的急性炎症，临床主要症状为咳嗽和咳痰。本病多发生于寒冷季节或气候变化明显时，常继发于上呼吸道感染。

（一）病因与发病机制

感染是最常见的病因。凡能引起上呼吸道感染的病毒和细菌均可导致本病。常见病毒有腺病毒、流感病毒、呼吸道合胞病毒等，细菌以流感嗜血杆菌、肺炎链球菌、葡萄球菌为主。细菌和病毒可直接感染，也可由上呼吸道感染蔓延引起。其他病因包括吸入过冷空气、粉尘、烟雾或刺激性气体。此外，花粉、有机粉尘、真菌孢子等变应原的吸入也引起气管-支气管的变态反应，均可引起本病。

（二）护理评估

1. 健康史

评估患者发病前有无上呼吸道感染史。

询问患者发病前有无吸入刺激性气体，有无过敏史等。

2. 身体状况

症状：起病较急，大多先有上呼吸道感染的症状，随之出现咳嗽，咳痰。先为干咳，或伴少量黏液性痰，随着感染加重，痰量逐渐增加，可由黏液性痰转变成黏液脓痰，偶有痰中带血。全身症状一般较轻，常表现为发热、乏力、食欲减退等，多于3～5 d恢复正常。伴支气管痉挛时，可出现胸闷、气促。咳嗽、咳痰可持续2～3周。少数患者迁延不愈，可演变为慢性支气管炎。

体征：双肺呼吸音增粗，可闻及不固定的散在干、湿啰音。

3. 心理及社会资料

评估患者有无因咳嗽、咳痰影响日常工作和休息，是否伴有焦虑等。

4. 辅助检查

血液检查：病毒感染者，白细胞计数正常或偏低；细菌感染者，白细胞计数和中性粒细胞明显增多。

痰液检查：痰涂片或痰培养可发现致病菌。

胸部 X 线检查：胸部 X 线检查多无异常，或表现为肺纹理增粗，肺门阴影增深。

（三）护理诊断

清理呼吸道无效：与呼吸道分泌物过多、痰液黏稠不易咳出有关。

体温过高：与病毒或细菌感染有关。

（四）护理措施

1. 一般护理

休息：充分休息，保持室内空气清新流通，温、湿度适宜，避免粉尘、烟雾的刺激。

饮食：提供清淡、易消化、营养丰富的流质或半流质饮食。多饮水，以稀释痰液促进排出。

2. 病情观察

观察咳嗽、咳痰的情况，记录痰的颜色、量和性状。密切观察体温变化。

3. 促进排痰，保持呼吸道通畅

指导患者正确排痰，鼓励有效咳嗽，痰液黏稠行超声雾化吸入，辅以拍背以促进痰液排出。

4. 用药护理

遵医嘱予抗生素、止咳化痰剂、平喘剂，观察药物疗效及不良反应。

5. 发热护理

参见"急性上呼吸道感染患者的护理"。

第二节　慢性肺部疾病患者的护理

一、慢性阻塞性肺疾病患者的护理

慢性阻塞性肺疾病（COPD）是以一组气流受限为特征的肺部疾病，气流受限不完全可逆，呈进行性发展。COPD 与慢性支气管炎（简称慢支）及阻塞性肺气肿（简称肺气肿）密切相关。慢支是指气管、支气管黏膜及其周围组织的慢性非特异性炎症。肺气肿是指终末细支气管远端（呼吸性细支气管、肺泡管、肺泡囊和肺泡）的气道弹性减退、过度膨胀、充气和肺容积增大，或同时伴有气道管壁破坏的病理状态。当慢支、肺气肿患者肺功能检查出现气流受限，并且不完全可逆时，则诊断为COPD。

（一）病因与发病机制

1. 病因

COPD可能与下列因素有关。

①吸烟。吸烟为重要的发病因素，烟龄越长，吸烟量越大，COPD患病率越高。吸烟可损伤气道上皮细胞和纤毛运动，促使支气管杯状细胞分泌黏液增多，使气管净化能力减弱，还可破坏肺弹力纤维，诱发肺气肿的形成。

②感染。感染是本病发生、发展的重要因素，多为病毒和细菌感染。常见病毒为鼻病毒、流感病毒、腺病毒和呼吸道合胞病毒等；常见细菌为肺炎链球菌、流感嗜血杆菌、甲型链球菌等。

③大气污染。空气中的刺激性烟雾、有害气体等大气污染对支气管黏膜损伤，使纤毛清除功能下降，分泌增加，为细菌入侵创造了条件。

④气候及过敏。冷空气刺激、气候变化，使呼吸道黏膜防御能力减弱；喘息型慢支往往有过敏史，接触抗原物质如细菌、真菌、尘螨、花粉、某些食物和化学气体等都可引起发病。

2. 发病机制

在病因的作用下，支气管壁有各种炎性细胞浸润，炎性物质释放，导致黏膜下腺体增生、分泌增加及黏液纤毛运动障碍、气道清除能力减弱，黏膜充血水肿，加重了气道阻塞，易于导致感染。慢性炎症使白细胞和巨噬细胞蛋白水解酶的释放增加，使肺组织和肺泡壁损害导致多个肺泡融合成肺大疱，形成肺气肿。另外，肺泡壁的毛细血管受压，血液供应减少，也引起肺泡壁弹力减弱，易促成肺气肿的发生。

（二）护理评估

1. 健康史

①应询问慢支、肺气肿患者吸烟史和慢性咳嗽、咳痰病史；评估患者吸烟的时间和量。

②询问患者是否存在引起慢支的各种因素，如感染、大气污染、职业性有害气体的长期吸入、过敏等。患者每次发作是否与季节和气候的突变有关。寒冷常为本病发作的重要原因和诱因，冷空气刺激使呼吸道局部小血管痉挛，纤毛运动障碍，呼吸道防御功能降低，有利于病毒、细菌入侵和繁殖。

2. 身体状况

（1）慢支

多缓慢起病，病程较长，因反复急性发作而加重。初期症状轻微，在寒冷季节、吸烟、劳累、感冒后可引起急性发作或症状加重，气候转暖时可自然缓解。主要症状有慢性咳嗽、咳痰，或伴有喘息。具体症状与体征如下。

症状：第一，咳嗽：一般晨间起床时咳嗽较重，白天较轻，睡眠时有阵咳；急性发作时咳嗽加重。第二，咳痰：常以清晨排痰较多，由于夜间副交感神经兴奋，支气管分泌物增加，故起床后或体位改变时可刺激排痰；痰为白色黏液或浆液泡沫状，伴有细菌感染时，则变为黏液脓性。第三，喘息或气急：喘息明显者称为喘息性慢性支气管炎，患者因支气管痉挛而出现喘息，常伴有哮鸣音。

体征：早期可无任何异常体征。急性发作期可在背部或双肺底听到干、湿啰音，咳嗽后可减少或消失。喘息性慢性支气管炎可听到哮鸣音和呼气延长。

（2）肺气肿

慢支反复发作，不断加重可发展为肺气肿。其具体症状与体征如下。

症状：在原有咳嗽、咳痰、喘息等症状的基础上出现逐渐加重的呼吸困难。早期在劳累时出现，后逐渐加重，甚至休息时也感到呼吸困难。这是 COPD 的标志性症状。当慢支急性发作时，通气功能障碍进一步加重，胸闷、气急加剧。

体征：典型体征为桶状胸、呼吸运动减弱、触诊语颤减弱或消失、叩诊呈过清音、听诊两肺呼吸音减弱，呼气延长，并发感染时肺部可有湿啰音，心音遥远。

（3）COPD 病程分期

其分为急性加重期和稳定期。

急性加重期：指在疾病过程中，短期内咳嗽咳痰、气短和（或）喘息加重，痰量增多，呈脓性或黏液脓性，可伴发热等症状。

稳定期：指患者咳嗽咳痰、气短等症状稳定或症状较轻。

（4）并发症

COPD 可并发慢性呼吸衰竭、自发性气胸、慢性肺源性心脏病等。

3. 心理及社会资料

慢支患者早期由于症状和体征不明显，尚不影响生活和工作。慢性阻塞性肺气肿由于病程长，反复发作，患者易出现焦虑、悲观、沮丧、孤独等心理反应，甚至对治疗失去信心。

4. 辅助检查

血液检查：一般无异常，继发感染时白细胞、中性粒细胞增多，喘息型 COPD 者嗜酸性粒细胞可增多。

胸部 X 线检查：肺气肿的典型 X 线片改变为胸廓前后径增大，肋间隙增宽，肋骨平行，膈低平；两肺透亮度增加；心脏常呈垂位，心影狭长。

肺功能检查：早期常无异常，随着病情发展，可出现阻塞性通气功能障碍。第 1 秒用力呼气量占用力肺活量百分率减少（百分率＜70%），残气量占肺活量百分率增加（百分率＞40%）。这是诊断肺气肿的重要指标。

（三）护理诊断

气体交换受损：与肺组织弹性降低、通气功能障碍、残气量增加有关。

清理呼吸道无效：与分泌物过多、痰液黏稠、咳嗽无效有关。

活动无耐力：与慢性肺气肿引起的缺氧有关。

营养失调：低于机体需要量，与食欲减退、能量消耗增加有关。

（四）护理措施

1.一般护理

休息：保证患者充分睡眠，降低机体耗氧量，促进心肺功能恢复。休息时取半卧位，使膈肌下降，增加肺通气，减轻呼吸困难。

饮食：鼓励患者多饮水，根据机体每日的需要量、体温、痰液黏稠度，估计每日水分补充量，使痰液稀释，易于排出。饮食应给予高热量、高蛋白、高维生素的食物，避免产气食物摄入，以防腹胀而影响肺部换气功能。呼吸困难伴有便秘者，应鼓励多食含纤维素高的蔬菜和水果，保持大便通畅。

2.病情观察

监测呼吸、体温、脉搏变化，如体温超过39℃应给予物理或药物降温。观察患者咳嗽、咳痰情况，呼吸频率、节律、幅度及其变化特点。

3.用药护理

遵医嘱使用祛痰、镇咳药，应以抗炎、祛痰为主，不宜选用强烈镇咳药，如可卡因，以免抑制咳嗽中枢，加重呼吸道阻塞，导致病情恶化。观察药物的疗效和副作用。

4.保持呼吸道通畅

及时清除呼吸道分泌物，包括指导患者有效咳嗽，协助患者翻身、胸部叩击和震荡、湿化和雾化吸入、机械吸痰等。

5.呼吸功能锻炼

教会患者有效呼吸的技巧，指导患者做深而慢的呼吸，做缩唇呼吸、膈式或腹式呼吸。

（1）膈式或腹式呼吸

具体方法是：第一，患者采取舒适而松弛的半坐卧位姿势；第二，指导患者用鼻进行深吸气，吸气时腹肌松弛，腹部凸出，用口缓慢呼气，呼气时腹肌收缩，腹部下陷；第三，开始训练时，患者可将两手分别放于前胸和上腹部，以感知胸腹起伏，呼吸时应使胸廓保持最小的活动度，吸气与呼气时间比为1：2或1：3；第四，每分钟训练10遍左右，每日训练2次，每次10～15 min，熟练后增加训练次数和时间；第五，患者熟练掌握上述呼吸运动后，也可以平卧、站立及运动中进行练习。

（2）缩唇呼吸

鼓励患者全身放松，由鼻吸气，然后通过缩唇（吹口哨样）缓慢呼气，产生一种"吹"

的效果。缩唇呼气可使呼出的气体流速减慢，延缓呼气气流下降，防止小气道因塌陷而过早闭合，改善通气和换气。

6. 氧疗护理

氧疗是纠正 COPD 缺氧的最直接和最有效的方法，应给予低流量（1～2L/min）低浓度（25%～29%）持续吸氧，使动脉血氧分压（PaO_2）达到 60 mmHg① 以上，动脉血二氧化碳分压（$PaCO_2$）呈逐渐下降趋势。每天氧疗时间达到或超过 15 h。

7. 心理护理

医生应倾听患者的叙述，做好患者与家属的沟通，减轻其心理压力。

二、慢性肺源性心脏病患者的护理

慢性肺源性心脏病简称慢性肺心病，是由支气管–肺组织、肺动脉血管或胸廓的慢性病变引起的肺组织结构和（或）功能异常，产生肺血管阻力增加、肺动脉高压，使右心室扩张、肥厚，伴或不伴右心衰竭的心脏病。慢性肺心病患病年龄多在 40 岁以上，随年龄增长患病率增高，以老年人、寒冷地区、高原地区、农村、吸烟者患病率高，男女无明显差异。

（一）病因与发病机制

1. 病因

慢性肺心病的病因以 COPD 最为多见，占 80%～90%。其次为肺结核、支气管哮喘、支气管扩张、尘肺、慢性弥漫性肺间质纤维化等支气管、肺部疾病；胸廓运动障碍性疾病（如严重的脊椎后凸或侧凸）、神经肌肉疾病（如脊髓灰质炎等）；肺血管疾病，如广泛或反复发生的多发性肺小动脉栓塞及肺小动脉炎等。急性呼吸道感染是慢性肺心病急性发作的主要诱因，常导致肺、心功能衰竭。

2. 发病机制

（1）肺动脉高压的形成

缺氧、高碳酸血症和呼吸性酸中毒使肺血管收缩、痉挛，其中缺氧是肺动脉高压形成的最重要因素。慢支反复发作引起血管炎，肺气肿引起肺泡内压增高，压迫肺毛细血管，造成管腔狭窄或闭塞，毛细血管网毁损使肺循环阻力增大，使肺血管重塑而产生肺动脉高压。

（2）心脏病变和心力衰竭

肺动脉高压的早期，右心室发挥代偿作用而导致右心室肥厚。随着病情发展，肺动脉高压超过右心室的负荷，右心室渐失代偿，出现右心室扩大和右心衰竭。

---

① 　1mmHg ≈ 0.133kPa。

（二）护理评估

1.健康史

①慢性肺心病多由慢性呼吸道疾病发展而来，患者常有漫长病史，因此，应了解有无 COPD、支气管哮喘、支气管扩张症等病史。

②注意收集诱发病情加重的因素及季节变化对病情的影响。慢性肺心病急性发作以冬、春季多见，常因急性呼吸道感染、吸烟、寒冷季节而加重。

2.身体状况

慢性肺心病进展缓慢，除原发病的各种症状和体征外，可逐步出现肺、心功能衰竭以及其他器官损害的征象。现按其功能的代偿期与失代偿期进行介绍。

（1）肺、心功能代偿期

咳嗽、咳痰、气促，活动后心悸、乏力、呼吸困难、活动耐力下降，可有不同程度的发绀和肺气肿体征。偶可闻及干、湿啰音，肺动脉瓣区第二心音亢进，三尖瓣区出现收缩期杂音或剑突下出现心脏搏动，提示右心室肥厚。

（2）肺、心功能失代偿期

最为突出的表现是呼吸衰竭和心力衰竭。

呼吸衰竭：多因急性呼吸道感染而诱发，出现呼吸困难加重，甚至出现头痛、烦躁、谵妄、嗜睡、抽搐、昏迷等肺性脑病的表现。

右心衰竭：表现为气促加重、心悸、厌食、恶心、腹胀、少尿等；严重发绀，颈静脉怒张，心率加快，剑突下可闻及收缩期杂音，肝大、肝颈静脉回流征阳性，下肢水肿，严重右心衰竭者腹水征阳性。

（3）并发症

由于低氧血症和高碳酸血症，可出现严重的并发症，如肺性脑病、心律失常、休克、酸碱失衡及电解质紊乱、消化道出血、弥散性血管内凝血等。

3.心理及社会资料

慢性肺心病患者多因疾病迁延不愈，临床疗效不显著而出现情绪低落，对治疗缺乏信心，易产生绝望厌世心理。

4.辅助检查

血液检查：红细胞和血红蛋白可升高，全血黏度和血浆黏度可增加，并发感染时白细胞总数增加，中性粒细胞增多。

X 线检查：慢性肺心病除原有肺、胸疾病的特征外，尚有肺动脉高压综合征，如右下肺动脉干扩张，肺动脉段明显突出；右心室增大征等。

心电图检查：主要为右心室肥大的改变，如电轴右偏、重度顺钟向转位及肺型 P 波。

动脉血气分析：可出现低氧血症或合并高碳酸血症，当 $PaO_2 < 60$ mmHg、$PaCO_2 >$

50 mmHg 时，表示有呼吸衰竭。

（三）护理诊断

气体交换受损：与肺泡及毛细血管丧失、弥散面积减少而导致通气与血流比例失调有关。

清理呼吸道无效：与痰液增多而黏稠、无效咳嗽等有关。

体液过多：与右心衰竭使静脉回流障碍、水钠潴留有关。

活动无耐力：与肺部原发病及肺、心功能下降引起组织慢性缺氧有关。

潜在并发症：肺性脑病、酸碱平衡失调、上消化道出血等。

（四）护理措施

1. 一般护理

休息：卧床休息，减少机体耗氧量，从而减慢心率和减轻呼吸困难，以有利于肺、心功能的改善。

饮食护理：给予高蛋白、高维生素、低糖、易消化、清淡和富含纤维素的饮食。对水肿、少尿患者应限制水钠的摄入。同时进食含钾丰富的食物。

2. 病情观察

监测呼吸、心率、心律、血压、脉搏、尿量及意识，记录 24 h 液体出入量，观察有无下肢水肿、厌食、腹胀等右心衰竭的表现。定时监测动脉血气分析的变化，密切观察有无头痛、烦躁、意识障碍等肺性脑病的表现，一旦出现应及时通知医生并协助抢救。根据病情限制输液量，输液量每天不超过 1 L，速度不超过 30 滴 / 分。

3. 氧疗护理

缺氧伴二氧化碳潴留者，一般给予持续低流量（1～2 L/min）、低浓度（25%～29%）吸氧。

4. 用药护理

①利尿剂。使用利尿剂应以缓慢、小量和间歇用药为原则，避免过度脱水引起血液浓缩、痰液黏稠而导致排痰不畅，防止低钾、低氯性碱中毒而加重感染等副作用。尽可能在白天给药，以免因频繁排尿而影响患者夜间睡眠。

②强心剂。由于慢性肺心病患者长期处于缺氧状态，对洋地黄类药物耐受性很低，故疗效差、易中毒，宜选用速效、排泄快的制剂，剂量宜小。

③慎用镇静催眠药。以免诱发或加重肺性脑病，从而进一步加重呼吸衰竭。

④血管扩张剂。使用血管扩张剂时，注意观察心率增快、PaO_2 降低、$PaCO_2$ 升高等副作用。

5. 心理护理

了解患者的心理反应和情绪变化，当患者出现情绪波动、焦虑、紧张等心理反应时可引起交感神经兴奋，儿茶酚胺分泌增加，心率加快，心肌耗氧量增加，进而导致出现呼吸困难、心力衰竭加重等症。因此，应做好患者心理护理，帮助患者认识这些问题并指导应对措施。

第三节　支气管疾病与肺炎患者的护理

一、支气管扩张症患者的护理

支气管扩张症多见于儿童和青年。支气管及其周围组织的慢性炎症可损坏管壁，导致支气管管腔扩张和变形。该病的临床特点为慢性咳嗽、咳大量脓痰和（或）反复咯血。

（一）病因与发病机制

支气管扩张症的主要病因是支气管－肺组织感染和支气管阻塞，两者互为因果。其中继发于婴幼儿期的麻疹、百日咳和迁延不愈的支气管肺炎是最常见病因。细菌反复感染使充满炎性介质和病原菌黏稠液体的气道逐渐扩大，形成瘢痕和扭曲。感染使支气管黏膜充血、水肿，分泌物增多，引起管腔狭窄甚至阻塞，导致引流不畅而加重感染，促发支气管扩张。

支气管扩张包括囊状扩张、柱状扩张及不规则扩张三种类型。支气管扩张好发于左肺下叶，肺结核引起的支气管扩张多发生在肺上叶。

（二）护理评估

1. 健康史

①了解既往病史，是否曾患麻疹、百日咳或有支气管肺炎迁延不愈的病史和呼吸道感染反复发作史。

②了解患者吸烟史及生活、工作环境是否有尘埃或废气污染等。

2. 身体状况

（1）症状

症状主要包括慢性咳嗽、咳大量脓痰和反复咯血。

慢性咳嗽、咳大量脓痰：咳嗽、咳痰与体位变化有关。晨起及晚间卧床改变体位时咳嗽明显、咳痰量增多。急性感染发作时，黄绿色脓痰量每日可达数百毫升。如有厌氧菌混合感染，则还带有恶臭味。痰液收集于玻璃瓶中静置后可分四层：上层为泡沫，泡沫下为脓性成分，中层为混浊黏液，下层为坏死组织沉淀物。

反复咯血：50%～70%的患者反复咯血，量不等，从痰中带血至大咯血，咯血量与病情严重程度有时不一致。少数患者咯血为唯一症状，无咳嗽、咳痰等呼吸道症状，临床上称为干性支气管扩张。

（2）体征

轻者无异常肺部体征。病变较重或继发感染时常可在两肺下方、背部闻及局限性、固定的湿啰音，有时可闻及哮鸣音，部分慢性患者伴有杵状指（趾）。

3. 心理及社会资料

由于长期反复感染，咳嗽、咳痰、咯血等症状迁延不愈，患者易产生焦虑、悲观情绪。因发病年龄较轻，会给患者的学习、工作甚至婚姻带来影响，特别是痰多伴口臭的患者，在心理上会产生极大压力，害怕到人群中去，从而将自己孤立起来。

4. 辅助检查

实验室检查：白细胞计数一般正常，如继发急性感染时白细胞总数和中性粒细胞数可增多。痰涂片或培养可发现致病菌。

影像学检查：胸部 X 线检查可见患侧肺纹理增多或增粗，典型者表现为多个不规则的蜂窝状透亮阴影，或沿支气管的卷发状阴影，感染时阴影内可见液平面。CT 检查可显示管壁增厚的柱状扩张或成串成簇的囊样改变。

支气管造影：可确定病变部位、范围、严重程度，从而可作为手术切除的重要参考依据。

纤维支气管镜检查：可明确出血、扩张或阻塞部位，还可进行局部灌洗，取冲洗液做微生物学检查。

（三）护理诊断

清理呼吸道无效：与痰多黏稠、咳嗽无力有关。

有窒息的危险：与痰多黏稠、大咯血造成气道阻塞有关。

焦虑／恐惧：与疾病迁延、反复发作、大咯血有关。

（四）护理措施

1. 一般护理

休息与体位：急性感染时应卧床休息，大咯血患者应绝对卧床休息，取患侧卧位。

饮食：加强营养，摄入高热量、高蛋白及富含维生素的饮食，以增强机体的抵抗力。鼓励患者多饮水，保证摄入足够的水分，每日饮水量应在 1 500 ～ 2 000 mL 以利于稀释痰液，使痰液易于咳出。保持口腔清洁，要勤漱口，以减少感染并增进食欲。

2. 病情观察

观察患者体温、脉搏、呼吸的变化，痰液的量、性质及咯血的情况等。密切观察有无窒息先兆，以便及时抢救。

3. 体位引流的护理

体位引流是利用重力作用使肺、支气管内分泌物排出体外，适用于支气管扩张症、肺脓肿、慢支等痰液较多者。严重高血压，心功能 III、IV 级，肺水肿患者，近期内有大咯血的患者禁忌体位引流。

体位引流的方法是安置患者于引流体位，使病变部位处于高处，引流支气管开口向下，利于痰液流进大支气管和气管而排出。具体措施如下。

①引流前向患者说明体位引流的目的及操作过程，消除顾虑，以取得患者及其家属的合作。

②依病变部位不同，采取相应的体位并保持该姿势 5 min 以上，同时辅以拍背，以借重力作用使痰液流出。

③每次引流用时 15～20 min，每日 1～3 次，时间安排在早晨起床时、进餐前及睡前。

④引流过程中注意观察患者反应，如出现咯血、头晕、发绀、呼吸困难、出汗、疲劳等情况应及时停止。

⑤在体位引流过程中，鼓励患者做深呼吸运动，有效咳嗽。

⑥引流完毕，给予漱口，擦净口周的痰液，并记录排出的痰量和性质，必要时送检。

4. 用药护理

①祛痰剂：盐酸溴己新 8～16 mg 或盐酸氨溴索 30 mg，每日 3 次。

②抗菌药物：急性感染时应根据临床表现，必要时根据痰培养及药物敏感试验选用合适的抗生素。常用阿莫西林、头孢菌素、喹诺酮类抗生素口服，或青霉素肌内注射。重症者，尤其是铜绿假单胞菌感染时，常需第三代头孢菌素加氨基糖苷类药物联合静脉用药。如有厌氧菌混合感染，加用甲硝唑或替硝唑。

二、支气管哮喘患者的护理

支气管哮喘（简称哮喘）是以嗜酸性粒细胞、肥大细胞和 T 淋巴细胞等多种炎症细胞参与的气道慢性炎症性疾病。这种炎症导致易感者对各种激发因子具有气道高反应性，并引起可逆性气道阻塞。临床上以反复发作性呼气性呼吸困难伴哮鸣音为特点，多数患者可自行缓解或经治疗后缓解。

（一）病因与发病机制

哮喘的病因尚不十分清楚，目前认为多与基因遗传有关，也受环境因素影响。哮喘发病有明显的家族聚集现象。环境因素中主要包括：吸入性变应原，如花粉、尘螨、动物毛屑、二氧化硫、氨气等；感染，如病毒、细菌、原虫、寄生虫等；食物，如鱼、虾、蛋、牛奶等；药物，如普萘洛尔、阿司匹林等；以及精神因素、气候变化、运动、妊娠等。

哮喘的发病机制不完全清楚，但大致可概括为免疫—炎症反应、气道高反应性和神经机制及其相互作用。多种炎症细胞、炎症介质及细胞因子引起气道平滑肌收缩、腺体分泌增加、血管通透性增高，加上气道对各种刺激因子出现过强或过早的收缩反应（气道高反应性）和神经机制（β 受体功能低下和迷走神经张力亢进），从而产生气道阻塞、哮喘发作。

疾病早期病理变化不明显，随疾病发展可出现肺泡高度膨胀，支气管壁增厚，黏膜及黏膜下血管增生、黏膜水肿。若长期反复发作可使气管壁增厚、气管狭窄，逐渐发展为肺气肿。

（二）护理评估

1. 健康史

询问家族史，了解患者哮喘发作的病因和诱因；了解患者的生活起居、环境；了解患者有无呼吸道感染（尤其病毒感染）；了解患者有无药物接触史；了解患者有无过敏史等。

2. 身体状况

（1）症状

哮喘发作前可有干咳、打喷嚏、流泪等先兆症状，典型表现为发作性伴有哮鸣音的呼气性呼吸困难或发作性胸闷和咳嗽。严重者被迫采取坐位或呈端坐呼吸，甚至出现发绀等症。哮喘起病急，可在数分钟内发作，经数小时至数天，可自行或用支气管舒张剂缓解。根据发作期病情轻重，临床上将哮喘分为以下 4 种程度。

轻度：行走、上楼时感气促，尚能平卧，说话连续成句，血气分析各项指标在正常范围，两次发作间正常。

中度：稍事活动即感明显气短，说话常有中断，日常生活受限，可有三凹征，PaO_2 下降。

重度：休息时亦明显气促，呈端坐呼吸，发绀，说话困难，焦虑或烦躁不安，日常生活明显受限，呼吸和脉搏明显增快，呼吸频率＞ 30 次／分，常有三凹征，脉率＞ 120 次／分，有奇脉，PaO_2 下降的同时有二氧化碳潴留。

危重：患者出现意识改变如嗜睡或意识障碍，呼吸音、哮鸣音减弱或消失，脉率变慢或不规则，血压下降，严重脱水，严重发作时可持续 1～2 d（称为重症哮喘）。

（2）体征

哮喘发作时胸部呈过度充气状态，胸廓饱满，叩诊呈过清音，听诊双肺可闻及广泛的哮鸣音，呼气延长，但在严重发作时哮鸣音可不出现。严重哮喘可出现发绀、奇脉和胸腹反常运动，非发作期体格检查可无异常。

（3）并发症

发作时可并发自发性气胸、纵隔气肿和肺不张；长期反复发作和感染可并发慢支、肺气肿、慢性肺心病、慢性呼吸衰竭等。

3. 心理及社会资料

哮喘发作严重的患者，因呼吸困难、濒死感等症状而导致焦虑、恐惧，甚至丧失生活信心，易对医务人员和支气管舒张药产生依赖心理。

4. 辅助检查

血液检查：发作时可有嗜酸性粒细胞增高，合并感染时白细胞总数和中性粒细胞增高。

痰液检查：痰液涂片在显微镜下可见较多嗜酸性粒细胞。

肺功能检查：哮喘发作时有关呼气流速的全部指标均显著下降，如第 1 秒用力呼气量、第 1 秒用力呼气量占用力肺活量的比值、呼气峰流速等均减小，残气量增加，残气量占肺总量百分比增高。

动脉血气分析：哮喘发作时可有 PaO_2 降低，由于过度通气可使 $PaCO_2$ 下降，pH 值上升，表现为呼吸性碱中毒。如重症哮喘，气道阻塞严重，可有缺氧和二氧化碳潴留，$PaCO_2$ 上升，出现呼吸性酸中毒。若缺氧明显，可合并代谢性酸中毒。

胸部 X 线检查：早期哮喘发作时双肺透亮度增加，呈过度充气状态；缓解期多无明显异常。

特异性变应原检测：体外检测可检测患者的特异性 IgE，哮喘患者血清特异性 IgE 可明显增高。在缓解期用可疑的变应原做皮肤敏感试验，有助于变应原的判断，从而可用于指导如何避免接触变应原和脱敏治疗。

（三）护理诊断

低效性呼吸型态：与支气管狭窄、气道阻塞有关。

清理呼吸道无效：与支气管痉挛、痰液黏稠、无效咳嗽、疲乏有关。

焦虑／恐惧：与哮喘发作伴呼吸困难、濒死感有关。

潜在并发症：自发性气胸、肺气肿、慢性肺心病、呼吸衰竭等。

（四）护理措施

1. 一般护理

环境：保持室内空气流通、新鲜，维持室温在 18 ～ 22℃、湿度在 50%～ 70%。应避免环境中的变应原，不宜在室内放置花草、地毯、皮毛，不宜用羽毛枕头，注意避免吸入刺激性物质。

休息与体位：哮喘发作时，协助患者采取半卧位或坐位并较舒适地伏在床旁小桌上休息，以减轻体力消耗。

饮食护理：指导患者进食营养丰富、高维生素、清淡的流质或半流质饮食，忌食鱼、虾、蛋等易致敏食物。对痰液黏稠者鼓励其多饮水，每日进液量为 2 500 ～ 3 000 mL，必要时可遵医嘱静脉补液，注意输液速度。

氧疗护理：哮喘发作时，PaO_2 可有不同程度的下降，按医嘱给予吸氧，氧流量为 2 ～ 4 L/min，伴有高碳酸血症时应低流量（1 ～ 2 L/min）、低浓度吸氧。注意呼吸道的湿化和通畅。

2. 病情观察

严密观察病情变化，重症哮喘患者应有专人护理，检测动脉血气分析结果、肺功能指标等。如重症哮喘经治疗病情无缓解，应做好机械通气准备工作。

3. 用药护理

糖皮质激素：口服用药不良反应为向心性肥胖、糖尿病、高血压、骨质疏松、消化性溃疡等，宜饭后服用，以减少对胃肠道黏膜的刺激。吸入剂可引起口咽部念珠菌感染、声音嘶哑或呼吸道不适，喷药后应用清水漱口。

β_2 受体激动剂：指导患者按需用药，以免出现耐受性。注意观察药物的不良反应，如心悸、肌震颤、低血钾等。

茶碱类：其主要不良反应为恶心、呕吐、心律失常、血压下降，偶可兴奋呼吸中枢，严重者可引起抽搐，甚至死亡。因此静脉注射时浓度不宜过高，速度不宜过快，注射时间应大于 10 min。茶碱缓释片必须整片吞服。

4. 吸入剂类型与吸入器的使用

治疗哮喘的吸入剂主要有两大类，一是气雾剂，二是粉剂。

①气雾剂。药物为液体，用药前应将吸入器摇动数次，在慢慢尽力呼气后，口含吸入器，在手指按压吸入器的同时，经口做深吸气，然后屏息 10 s 再缓慢呼气。若要做另一次吸入需等候 10 s 以上，才可重复上述步骤。使用气雾剂需要按压动作与吸入动作配合好，按压时气雾剂必须呈垂直状态。

②粉剂。药物呈粉状。这类药物需要用力吸入，它与气雾剂的缓慢吸入不同。药物吸入肺内的量也比气雾剂多。粉剂吸入器不需要手和口协调，因而夜间发作时不需起身即可启动吸入器吸入药物。

无论使用何种吸入剂及其装置，吸入后均应充分漱口，然后将漱口水吐掉，以避免留在口腔和咽部的激素引起咽部肿痛和鹅口疮。

5. 心理护理

哮喘发作时患者精神紧张、恐惧，而不良情绪常会加重哮喘发作。因此，护士应提供良好的心理支持，尽量守护在患者床旁，使其产生安全感。哮喘发作时多伴有背部发胀、发凉的感觉，可按摩背部使患者感觉轻松，以有利于症状的缓解。

二、肺炎患者的护理

肺炎是指终末气道、肺泡和肺间质的炎症，为呼吸系统常见病，可由多种病原体引起，如细菌、病毒、真菌、寄生虫等，其他如放射线、化学因素、过敏因素等亦可引起肺炎。肺炎在中国发病率及病死率较高，尤其是老年人和机体免疫力低下者。

（一）分类

肺炎可根据病因、解剖或患病环境进行分类。

1. 病因分类

细菌性肺炎最为常见，其次为病毒、真菌、支原体、衣原体及寄生虫感染所致的肺炎。细菌性肺炎最常见的致病菌为肺炎链球菌，其次为金黄色葡萄球菌、肺炎克雷伯杆菌等。化学物质（特别是药物）、放射线、误吸等理化因素，以及过敏性、风湿性疾病等免疫和变态反应亦可引起肺炎。

2. 解剖分类

肺炎按解剖特征分为大叶性（肺泡性）肺炎、小叶性（支气管性）肺炎、间质性肺炎等。大叶性肺炎的致病菌多为肺炎链球菌。

3. 患病环境分类

肺炎按患病环境分为社区获得性肺炎和医院获得性肺炎。

社区获得性肺炎：指在医院外罹患的感染性肺实质炎症，包括具有明确潜伏期的病原体感染而在入院后的平均潜伏期内发病的肺炎。其主要病原菌为肺炎链球菌、肺炎支原体、肺炎衣原体等。

医院获得性肺炎：指患者入院时不存在、也不处于潜伏期，而于入院 48 h 后在医院内发生的肺炎。常见病原菌为革兰阴性杆菌，包括铜绿假单胞菌、肺炎克雷伯杆菌、肠杆菌等。

（二）护理评估

1. 健康史

肺炎的发生与微生物的侵入和机体防御能力的下降有关。注意询问患者起病前是否存在使机体抵抗力下降、呼吸道防御功能受损的因素。了解患者既往健康状况。了解患者有无吸入口咽部的分泌物。了解患者有无周围组织感染的直接蔓延。了解患者有无菌血症等。吸烟、酗酒、年老体弱、长期卧床、意识不清、吞咽和咳嗽反射障碍、长期使用糖皮质激素或免疫抑制剂、接受机械通气及大手术者均可因机体防御机制降低而继发肺炎。

2. 身体状况

（1）症状

肺炎症状因类型不同而有所差异。

肺炎链球菌肺炎：多见于既往健康的男性青壮年。起病急骤，高热，呈稽留热型，多伴寒战、全身肌肉酸痛、食欲缺乏；患侧胸部疼痛，可放射到肩、腹部，咳嗽或深呼吸时加重；咳嗽、咳痰，可痰中带血，典型者痰呈铁锈色；病变范围广泛时，可出现低氧血症，表现为呼吸困难、发绀。

革兰阴性杆菌肺炎：中毒症状较重，早期即可出现休克、肺脓肿，甚至有心包炎的表现。患者起病急，高热、胸痛、可有发绀、气急、心悸。咳嗽、咳痰，其中痰中带血、黏稠脓性、量多、呈砖红色胶冻状，多见于肺炎克雷伯杆菌肺炎；绿色脓痰见于铜绿假单胞菌感染。

葡萄球菌肺炎：起病多急骤，可有寒战、高热、胸痛、咳嗽、咳痰，痰为脓性、量多，带血丝或呈粉红色乳状，常伴头痛、全身肌肉酸痛、乏力等。病情严重者早期即可出现周围循环衰竭症状。

肺炎支原体肺炎：起病较为缓慢，2～3 d 出现明显的呼吸道症状，如阵发性刺激性咳嗽，咳少量黏痰或黏液脓性痰，有时痰中带血，发热可持续2～3周，多无胸痛。

病毒性肺炎：临床症状较轻，起病较急，发热、头痛、全身酸痛、乏力等较为突出，以后逐渐出现咳嗽、咳少量白色黏液痰、咽痛等呼吸道症状，少有胸痛。

（2）体征

肺炎链球菌肺炎患者多呈急性病容，双颊绯红，鼻翼扇动，皮肤干燥，唇周可出现单纯疱疹。有败血症者，皮肤黏膜可有出血点，巩膜黄染。肺实变时有典型体征，如呼吸运动减弱、触觉语颤增强、叩诊呈浊音，并可闻及支气管呼吸音，消散期可闻及湿啰音。心率增快或心律不齐。

（3）并发症

休克型或中毒性肺炎可发生于多种病原体所致的肺炎。肺炎链球菌引起者，病情一般较轻；金黄色葡萄球菌及革兰阴性杆菌引起者，多较险恶。表现为血压降低、四肢厥冷、出冷汗、少尿或无尿、脉快、心音弱，伴烦躁、嗜睡及意识障碍等。

3. 心理状况

由于肺炎起病多急骤，短期内病情严重，高热和全身中毒症状明显，患者及家属常出现忧虑和恐惧。

4. 辅助检查

血液检查：白细胞计数升高，为（10～20）×10⁹/L，中性粒细胞占80%以上。休克型肺炎、免疫功能低下者白细胞计数常不增高，只是存在中性粒细胞的比例增高，有核左移现象；而病毒性肺炎，白细胞计数正常、稍高或偏低。

痰液检查：使用抗生素前进行痰涂片或培养，肺炎链球菌肺炎可见革兰染色阳性、带荚膜的双球菌或链球菌。

胸部X线检查：早期仅见肺纹理增多。典型表现为与肺叶、肺段分布一致的片状、均匀、致密的阴影。病变累及胸膜时，可见肋膈角变钝的胸腔积液征象。葡萄球菌肺炎可见片状阴影伴空洞及液平。

动脉血气分析：可出现 PaO_2 下降和（或）$PaCO_2$ 增高。休克型肺炎可出现呼吸性酸中毒合并代谢性酸中毒。

（三）护理诊断

气体交换受损：与肺部病变所致的有效呼吸面积减少有关。

清理呼吸道无效：与痰液过多、黏稠或咳痰无力有关。

体温过高：与细菌感染所致的体温调节障碍有关。

疼痛：胸痛与炎症累及胸膜有关。

潜在并发症：感染性休克。

（四）护理措施

1. 一般护理

休息与体位：室内应阳光充足、空气新鲜，室内通风每日2次，室温应保持在18～20℃，湿度以55%～60%为宜，以防止因空气过于干燥，降低气管纤毛运动的功能，而导致排痰不畅。急性期要强调卧床休息的重要性，卧床休息可以减少组织耗氧量，利于机体组织的修复。协助患者取半卧位，可增加肺通气量，以减轻呼吸困难。

饮食护理：补充营养和水分，高热时机体分解代谢增加，碳水化合物、蛋白质、脂肪及维生素等营养物质消耗增多，故应给予高热量、高蛋白、丰富维生素、易消化的流质或半流质饮食。鼓励患者多饮水，每日摄水2 000 mL以上。

2. 病情观察

①注意患者呼吸频率、节律、深度的改变；观察皮肤黏膜的色泽和意识状态；监测白细胞计数和分类、动脉血气分析结果。

②观察体温，每4 h测量体温、脉搏和呼吸一次，体温骤变时应随时测量并记录。观察体温热型及其变化规律。

3. 对症护理

①清除痰液，保持气道通畅：指导患者进行有效的咳嗽，协助排痰，采取翻身、拍背、雾化吸入等措施。对痰量较多且不易咳出者，可遵医嘱使用祛痰剂。

②气急发绀者用鼻导管或鼻塞法给氧，氧流量一般为2～4 L/min，以迅速提高血氧饱和度，纠正组织缺氧，改善呼吸困难。

③高热时予以物理降温，尽量不用退热药，避免大量出汗而影响临床判断。寒战时应注意保暖，适当增加被褥。高热持续不退者，可遵医嘱给予解热镇痛药物。患者退热时，出汗较多，应勤换床单、衣服，保持皮肤干燥清洁。

④缓解疼痛：胸痛患者宜采取患侧卧位，通过减小呼吸幅度来减轻局部疼痛。

⑤保持口腔、皮肤清洁：高热时，由于水分消耗过多及胃肠道消化吸收障碍，导致口腔黏膜干燥、口唇干裂，出现疱疹、炎症，甚至出现口腔溃疡。因此，应定时清洁口腔，保持口腔的清洁湿润，口唇干裂可涂润滑油保护。

4. 心理护理

以通俗易懂的语言耐心地讲解有关疾病的知识，各种检查、治疗的目的，解除患者紧张、焦虑等不良心理，使之积极主动地配合治疗，促进疾病的康复。

5. 休克型肺炎的观察与护理

①将患者安置在监护室，取仰卧位并抬高头胸部和下肢约30°，以利于呼吸和静脉血的回流，增加心输出量。减少搬动，注意保暖。

②吸氧，给氧前应注意清除气道内分泌物，保证呼吸道通畅，达到有效吸氧。氧流量为4～6 L/min。如患者发绀明显或发生抽搐，应适当加大吸氧浓度，以改善组织器官的缺氧状态。

③迅速建立两条静脉输液通道，遵医嘱给予扩充血容量，纠正酸中毒，使用血管活性药物、糖皮质激素等抗休克治疗，使用抗生素进行抗感染治疗。

扩充血容量：一般先输入低分子右旋糖酐，以迅速扩充血容量，继之输入5%葡萄糖盐水、复方氯化钠溶液、葡萄糖溶液等。输液速度应先快后慢，输液量宜先多后少，可在中心静脉压的监测下决定补液的量和速度。扩容治疗要求达到的效果：收缩压＞90 mmHg，脉压＞30 mmHg；中心静脉压≤10 cmH$_2$O①）；每小时尿量＞30 mL；脉率＜100次／分；患者口唇红润、肢端温暖。

纠正酸中毒：常用5%碳酸氢钠溶液静脉滴注。

使用血管活性药物：在补充血容量和纠正酸中毒后，末梢循环仍无改善时可使用血管活性药物，如多巴胺、酚妥拉明、间羟胺等血管活性药物，并随时根据血压的变化来调整滴速。应注意观察用药后的反应。滴注多巴胺时，注意勿使药液外溢至组织中，以免引起局部组织的缺血坏死。

使用糖皮质激素：病情严重、经以上药物治疗仍不能控制者，可使用糖皮质激素，以解除血管痉挛，改善微循环，从而达到抗休克的作用。常用氢化可的松、地塞米松加入葡萄糖液中静脉滴注。

抗感染治疗：应早期使用足量、有效的抗生素，重症患者常需联合用药。用药过程中应注意观察疗效和毒副作用，发现异常及时报告并处理。

6. 用药护理

肺炎链球菌肺炎：应首选青霉素G，对于轻症患者，可用240万U/d，分3次肌内注射；病情较重者，可用240万～480万U/d，静脉滴注，每6～8 h1次。滴注时，每次量尽可能在1 h内滴完，以维持有效血浓度。对青霉素过敏者，可用红霉素、头孢菌素等。抗生素疗程一般为5～7 d，或在热退后3 d停药，或由静脉用药改为口服，维持数日。

革兰阴性杆菌肺炎：其预后较差，病死率高，应尽早使用有效抗生素，使用之前做药物敏感试验。院内感染的重症肺炎在未明确致病菌前，即可给予氨基糖苷类抗生素与半合成青霉素或第二代、第三代头孢菌素。宜大剂量、长疗程、联合用药，以静脉滴注为主，辅以雾化吸入。针对肺炎克雷伯杆菌肺炎，目前主要用第二代、第三代头孢菌素联合氨基糖苷类抗生素。对铜绿假单胞菌有效的抗生素有β-内酰胺类、氨基糖苷类及喹诺酮三类。使用氨基糖苷类抗生素时，要注意观察药物对肾功能及听神经的损害，如

①　1cmH$_2$O ≈ 0.0098kPa。

出现尿量减少、管型尿、蛋白尿或血尿素氮、肌酐升高，或耳鸣、眩晕，甚至听觉障碍等，应及时通知医生改用其他有效的抗生素。对肺炎支原体肺炎的治疗，首选红霉素，每次0.3 g，每日4次。口服红霉素因食物会影响其吸收，故应在进食后一段时间给药，口服红霉素之前或当时，嘱患者不要饮用酸性饮料（如橘子汁等）以免降低疗效。葡萄球菌肺炎宜早期选用敏感的抗菌药物。对于病毒性肺炎，主要以对症治疗为主。可选用抗病毒药物，如金刚烷胺、利巴韦林（病毒唑）、阿糖腺苷等。抗生素治疗无效时，可选用中药制剂和生物制剂治疗。

第四节 肺结核与原发性支气管肺癌患者的护理

一、肺结核患者的护理

肺结核是由结核分枝杆菌引起的肺部慢性传染病。临床常有低热、乏力、盗汗、消瘦等全身症状和咳嗽、咳痰、咯血、胸痛等呼吸系统表现。

（一）病因与发病机制

1. 结核分枝杆菌

结核菌属分枝杆菌，涂片染色具有抗酸性，故又称抗酸杆菌，其中引起人类结核病的主要为人型结核分枝杆菌。结核分枝杆菌的生物学特征有：①生长缓慢，为需氧菌，在改良罗氏培养基上培养需4～6周才能繁殖成明显的菌落；②对外界抵抗力较强，在阴湿环境中能生存5个月以上，但在烈日下暴晒2～3 h，或75%乙醇接触2 min，或煮沸5 min可被杀死。

2. 肺结核的传播

传染源是排菌的肺结核患者，呼吸道飞沫传播是肺结核最重要的传播途径。经消化道和皮肤等其他途径传播现已罕见。易感人群包括：与肺结核患者密切接触者、免疫抑制剂使用者、人类免疫缺陷病毒（HIV）感染者、居住拥挤者、年老体弱者、婴幼儿等机体抵抗力低下者。

3. 发病机制

人体感染结核分枝杆菌后是否发病，取决于结核分枝杆菌的数量和毒力、人体的免疫状态及变态反应。结核病的免疫主要是细胞免疫，结核分枝杆菌侵入人体后4～8周，身体组织对结核分枝杆菌及其代谢产物所发生的反应称为变态反应，属于Ⅳ型（迟发型）变态反应，与免疫反应同时存在。人仅在受大量毒力强的结核分枝杆菌侵袭而机体免疫力低下时才会发病。

结核分枝杆菌侵入人体后引起炎症反应，结核分枝杆菌与人体抵抗力之间的较量互有消长，可使病变过程十分复杂，但其基本病变主要有渗出、增生和变质三种性质。三种病变可同时存在于一个肺部病灶中，但往往以一种病变为主。

（二）护理评估

1. 健康史

了解有无与结核病患者接触史，生活环境和卡介苗接种史；了解有无引起机体免疫力低下的情况，如生活贫困、营养不良，婴幼儿、老年人，患糖尿病、尘肺病、免疫缺陷疾病和长期使用免疫抑制剂；了解抗结核治疗经过和疗效，目前的用药情况，能否按医嘱服药等。

2. 身体状况

（1）症状

全身症状：表现为长期午后潮热、盗汗、乏力、食欲减退、消瘦等，妇女可有月经失调和闭经，当肺部病灶急剧进展时，可有不规则高热。

呼吸系统症状：咳嗽、咳痰，一般为干咳或带少量黏液痰，继发感染时痰液呈脓性且量增多。咯血：$1/3 \sim 1/2$ 的患者有咯血，多数患者为少量咯血，少数为大咯血。大咯血时若血块阻塞大气道可引起窒息。胸痛：炎症波及壁层胸膜，可有相应部位胸痛。呼吸困难：慢性重症肺结核时，常出现渐进性呼吸困难，并发大量胸腔积液者，可出现重度呼吸困难。

（2）体征

早期一般无明显体征。若病灶广泛，可见患侧呼吸运动减弱，叩诊浊音，听诊呼吸音减弱。肺结核好发于肺尖，在锁骨上下、肩胛间区叩诊稍浊，于咳嗽后可闻及湿啰音，对肺结核的诊断具有重要意义。

（3）临床类型

①原发型肺结核，多见于儿童，为初次感染结核分枝杆菌引起，首先在肺部形成渗出性炎性原发病灶，继而引起淋巴管炎和肺门淋巴结炎，原发病灶、淋巴管炎、肺门淋巴结炎三者统称为原发综合征，X线片表现为哑铃状阴影。症状多轻微，时间短暂，类似感冒，常有低热、咳嗽、盗汗、食欲缺乏、体重减轻等。

②血行播散型肺结核，为各型肺结核中较严重者，包括急性、亚急性和慢性血行播散型肺结核。儿童多由原发型肺结核发展而来，成人多继发于肺或肺外结核病灶破溃至血管而引起。急性血行播散型肺结核发病急骤，主要为较重的全身毒血症状，如高热、盗汗、气急、发绀等，少数并发脑膜炎，出现脑膜刺激征；X线片可见两肺粟粒状阴影，分布均匀，密度大小一致。

③继发型肺结核，多发生于成人，病程长、易反复，包括浸润性肺结核、纤维空洞性肺结核等。浸润性肺结核病变部位多在肺尖和锁骨下，可为浸润渗出性结核病变和纤维干酪增殖病变。纤维空洞性肺结核为肺结核未及时发现或治疗不当，或由于病灶吸收、修复与恶化、进展交替出现，导致空洞长期不愈、病灶出现广泛纤维化。继发型肺结核

轻者可有低热、盗汗等；重者病情有明显毒血症状和呼吸道症状，如高热、咳嗽、咳痰、呼吸困难等。X线片可见片状、絮状阴影，边缘模糊。一侧或两侧单个或多个厚壁空洞，多伴有支气管播散病灶及明显的胸膜增厚。

④结核性胸膜炎，为结核分枝杆菌侵入胸膜腔引起的胸膜炎，包括结核性干性胸膜炎、结核性渗出性胸膜炎、结核性脓胸。结核性胸膜炎除出现全身中毒症状外，有胸痛和呼吸困难。早期出现局限性胸膜摩擦音，随着胸腔积液增多出现胸腔积液体征。X线片可见中下肺野均匀致密阴影，上缘弧形向上，外侧升高。

⑤其他肺外结核，按部位和脏器命名，有肠结核、骨关节结核、肾结核等。

⑥菌阴肺结核，三次痰涂片及一次培养阴性的肺结核为菌阴肺结核。

3. 心理状况

由于肺结核病具有传染性，患者患病期间十分关注亲友、同事对他（她）的态度，对人际交往有紧张、恐惧情绪，从而造成心理上的压抑和孤独，并且还会因疾病导致角色的改变而产生自卑、悲观和抑郁情绪。

4. 辅助检查

痰结核菌检查：该项检查是确诊肺结核病最特异、最可靠的方法，其方法有痰涂片检查法、痰培养检查法。痰培养检查法更精确，且可鉴定菌型。

结核菌素试验：目前多采用结核菌素的纯蛋白衍化物（PPD）。通常取 0.1 mL（5 IU）PPD 在左前臂屈侧中上部 1/3 处做皮内注射，注射后 48～72 h 测皮肤硬结直径，如<5 mm 为阴性，5～9 mm 为弱阳性，10～19 mm 为阳性，≥20 mm 或虽<20 mm 但局部有水疱和淋巴管炎为强阳性。结核菌素试验阳性仅表示结核分枝杆菌感染，并不一定患病，接种过卡介苗的人也呈阳性。3 岁以下强阳性者，应视为有新近感染的活动性结核病，须给予治疗。凡是呈阴性反应的儿童一般可以排除结核病，但以下情况例外：①结核分枝杆菌感染尚未到 4～8 周，机体内变态反应尚未完全建立者；②使用了糖皮质激素、免疫抑制剂者，营养不良和老年体弱病者；③严重结核病和危重患者。

影像学检查：胸部 X 线检查是早期诊断肺结核和临床分型的重要方法，可确定病灶部位、范围、性质，且可观察病情变化及治疗效果；胸部 CT 检查能发现微小或隐蔽性病变。

其他检查：严重病例可有贫血、血沉增快，可作为判断结核病活动程度的指标之一。

（三）护理诊断

营养失调：低于机体需要量与机体消耗增加、食欲减退有关。

知识缺乏：即缺乏结核病防治知识和坚持服药原则的知识。

活动无耐力：与结核分枝杆菌感染引起的毒血症状有关。

有窒息的危险：与结核病灶内大出血阻塞大气道有关。

（四）护理措施

1. 一般护理

休息与活动：急性期应取半坐卧位休息；进展期或咯血时，以卧床休息为主，适当离床活动；大咯血时应绝对卧床休息，保持患侧卧位，以免病灶扩散；稳定期可适当增加户外活动，如散步、打太极拳、做保健操等，加强体质锻炼，提高机体耐力和抗病能力。协助患者日常活动，减少机体消耗和减轻疲乏感。

饮食护理：制订较全面的饮食营养摄入计划。补充蛋白质、维生素等营养物质，如鱼、肉、牛奶、蛋和豆制品等动植物蛋白，成人每日蛋白质总量为 90～120 g，以增加机体的抗病能力及修复能力；每天摄入一定量的新鲜蔬菜和水果，满足机体对维生素 C、维生素 B_1 等的需要；应补充足够的水分，每日 1 500～2 000 mL，既保证机体代谢的需要，又有利于体内毒素的排泄。每周测体重 1 次并记录，观察患者营养状况的改善情况。

2. 病情观察

注意观察患者咳嗽、咳痰的性质、咯血的颜色、咯血量，是否伴随高热，并观察生命体征和意识状态的变化，若发现窒息先兆、气胸等并发症应及时处理。

3. 用药护理

①掌握早期、联合、适量、规律和全程的抗结核化学治疗（简称化疗）的用药原则，督促患者按化疗方案用药，不遗漏或中断。

②向患者说明用药过程中可能出现的不良反应，并注意观察有无巩膜黄染、肝区疼痛及胃肠道反应等，发现异常随时报告医生并协助处理。

4. 对症护理

毒性症状：结核毒性症状严重者，如有高热等，可在有效抗结核药物治疗的基础上短期使用糖皮质激素。

咯血：遵医嘱使用止血药物。垂体后叶素 10 U 加入 20～30 mL 生理盐水或 5% 葡萄糖溶液中，在 15～20 min 缓慢静脉推注；然后以 10 U 垂体后叶素加入 500 mL 5% 葡萄糖溶液中静脉滴注维持治疗。使用过程中须密切观察药物不良反应。

5. 心理护理

帮助住院患者尽快适应环境，消除焦虑、紧张心理，充分调动人体内在的自身康复能力，增强机体免疫功能，使患者处于接受治疗的最佳心理状态，积极配合治疗。

尊重理解患者，指导患者进行自我心理调节，了解患者家庭主要成员对患者的关怀和支持程度，了解患者家庭的经济条件，患者有无医疗保障的支持，指导患者使用全身放松术，解除精神负担和心理压力。

二、原发性支气管肺癌患者的护理

原发性支气管肺癌简称肺癌，是最常见的肺部原发性恶性肿瘤。

（一）病因与发病机制

肺癌的病因和发病机制迄今尚未明确。吸烟是肺癌的重要危险因素。烟雾中含有多种致癌物质，与肺癌有关的主要是苯并芘。开始吸烟年龄越小，吸烟量越大，吸烟时间越长，则肺癌的发病率越高。被动吸烟也是肺癌的病因之一。导致肺癌的其他因素包括职业致癌因子（石棉、砷、烟尘等）、空气污染、电离辐射、维生素 A 缺乏、结核病、病毒感染、真菌毒素（如黄曲霉毒素）、遗传因素等。

肺癌肿瘤细胞起源于支气管黏膜上皮。癌肿可向支气管腔内和（或）邻近的肺组织生长，并可通过淋巴、血行或经支气管转移扩散。右肺肺癌多于左肺，上叶多于下叶。

（二）护理评估

1. 健康史

有无吸烟和被动吸烟史，有无石棉、无机砷化物、放射线等长期接触史，有无肿瘤家族史。了解生活和工作环境中有无空气污染情况。

2. 身体状况

（1）原发肿瘤引起的症状和体征

咳嗽：早期为刺激性干咳或少量黏液痰。肿瘤引起的支气管狭窄，咳嗽呈持续性、高调金属音或刺激性呛咳是特征性表现。继发感染时痰量增多，呈黏液脓性。

咯血：多为持续性痰中带血，癌肿侵蚀大血管可引起大咯血。

气急、喘鸣：肿瘤引起支气管阻塞时，可出现气急、喘息。

全身表现：发热，晚期消瘦或恶病质。

（2）肺外胸内扩展引起的症状和体征

胸痛：肿瘤侵犯胸膜、肋骨、胸壁可引起疼痛，累及胸膜可伴血性胸腔积液。

声音嘶哑：肿瘤压迫喉返神经可引起声音嘶哑。

咽下困难：肿瘤侵犯或压迫食管可导致咽下困难。

上腔静脉阻塞综合征：癌肿侵犯纵隔，压迫上腔静脉时，上腔静脉回流受阻，引起头面部和上半身淤血水肿、颈部肿胀、颈静脉怒张，引起头痛、头晕。

霍纳（Horner）综合征：肺尖部肺癌又称肺上沟瘤，其压迫颈部交感神经，引起病侧眼睑下垂、瞳孔缩小、眼球内陷，同侧额部与胸壁无汗或少汗，称 Horner 综合征。

（3）胸外转移引起的症状和体征

肺癌可转移至中枢神经系统、骨骼、肝、淋巴结、皮肤。锁骨上淋巴结是肺癌转移的常见部位，多无痛感。

（4）胸外表现

胸外表现指肺癌非转移性胸外表现又称副癌综合征，包括肥大性骨关节病、杵状指（趾）、内分泌紊乱（男性乳房发育、Cushing 综合征）、神经肌肉综合征及高钙血症等。

3. 心理状况

了解患者能否适应角色的转变而采取有效的应对方式，判断患者的心理准备程度和知识缺乏程度，对治疗的知晓情况，如手术、放射治疗（简称放疗）及化疗的目的等。患者得知病情后，会产生巨大的心理应激反应，表现为恐惧、否认、悲伤、愤怒、抑郁等，甚至拒绝治疗。强烈的恐惧反应影响患者身心健康和疾病的预后。

4. 辅助检查

影像学检查：是发现肺癌的最主要的一种方法。X线片可发现肺部阴影；CT检查可发现直径达3 mm或以上的小病灶，早期可发现肺门淋巴结肿大；磁共振显像（MRI）可明确血管与肿瘤之间的关系。

痰脱落细胞学检查：是简单有效的早期诊断肺癌的方法之一。一般收集上午9～10时从深部咳出的新鲜痰送检，连续送检3～4次。

纤维支气管镜检查：该项检查对确定病变范围、获取组织供组织学诊断及明确手术方式均具有重要意义。

（三）护理诊断

疼痛：胸痛、头痛与癌细胞浸润、肿瘤压迫或转移、手术有关。

恐惧：与肺癌的确诊、治疗对机体的影响和死亡威胁有关。

营养失调：低于机体需要量与癌肿致机体消耗、化疗反应等有关。

气体交换受损：与肺组织破坏导致气体交换面积减少有关。

潜在并发症：化疗药物毒性反应等。

（四）护理措施

1. 一般护理

休息与体位：安排适当休息，对胸痛或骨骼疼痛的患者，指导其取舒适体位，减轻不适。

饮食护理：给予高热量、高蛋白、高维生素、易消化饮食；对吞咽困难者给予流质饮食；对不能进食者，遵医嘱采取鼻饲或静脉输入脂肪乳剂、氨基酸、白蛋白等。

2. 病情观察

注意观察化疗、放疗的不良反应，有无肿瘤转移的症状，监测生命体征、评估营养状况。

3. 用药护理

（1）化疗护理

常用的化疗药物有：依托泊苷（VP-16）、环磷酰胺（CTX）、阿霉素（ADM）、长春新碱（VCR）等。化疗时注意保护和合理使用静脉血管，注意骨髓抑制反应或消化道反应，做好口腔护理。

（2）放疗护理

注意放疗照射部位是否出现红斑、表皮脱屑等，保持皮肤干燥，不用刺激性洗液清洗照射部位，也不可热敷、涂擦油膏等，穿宽松衣服，防止皮肤擦伤。

4.对症护理

①疼痛。帮助患者寻找减轻疼痛的方法，如取舒适体位、避免剧烈咳嗽，又如局部按摩、冷敷、针灸，再如采用放松疗法等。遵医嘱使用止痛药物。肺癌止痛应个体化定制，按阶梯给药。24 h按时给药，使疼痛处于持续被控制状态。首选口服给药，必要时可采用非肠道给药，尽量避免肌内给药，也可让患者自控给药。

②呼吸困难。遵医嘱给氧，对大量胸腔积液者，协助医生进行胸腔穿刺抽积液。

5.心理护理

根据患者的具体情况，决定是否向其透露病情，给予沟通和心理支持，为患者创造一个清静和谐的治疗环境，建立良好的护患关系，取得患者的信任，使其保持良好的精神状态，增强治疗信心，维持生命质量。对晚期癌肿患者，应指导患者家属做好临终护理。

第五节 自发性气胸与呼吸衰竭患者的护理

一、自发性气胸患者的护理

胸膜腔是脏层胸膜与壁层胸膜之间不含气体的密闭潜在腔隙，各种原因导致气体进入胸膜腔，造成积气状态，称为气胸。气胸可分为自发性、外伤性和医源性三种。自发性气胸是指肺组织及脏层胸膜的自发破裂，使肺和支气管内空气进入胸膜腔所致的气胸。

（一）病因与发病机制

自发性气胸以继发于肺部基础疾病为多见，其次是原发性（或特发性）气胸。①继发性自发性气胸是指在原有肺部疾病的基础上发生的气胸，由于COPD、肺结核、支气管哮喘、肺癌、肺脓肿等肺部基础疾病可引起细支气管的不完全阻塞，形成肺大疱破裂，以继发于COPD及肺结核最常见。②原发性自发性气胸是指常规胸部X线检查无明显异常，多由脏层胸膜下肺大疱破裂引起的气胸。好发于体型瘦长的男性青壮年，其肺大疱形成原因不明，可能与吸烟、肺组织先天性弹力纤维发育不全、非特异性炎症瘢痕等有关。此外，航空、潜水作业时如防护措施不当，或从高压环境突然进入低压环境均可发生气胸。剧烈运动、抬举重物、上臂高举、剧咳、喷嚏、屏气甚至大笑、用力排便等均是气胸发生的诱因。

（二）临床类型

根据脏层胸膜破裂口的情况以及气胸发生后对胸膜腔内压力的影响，自发性气胸通常分为以下三种类型。

1. 闭合性（单纯性）气胸

胸膜破裂口较小，随肺萎陷而自行关闭，气体停止进入胸膜腔。胸膜腔内压的正负取决于进入胸膜腔内的气体量，抽气后压力下降不再复升。

2. 开放性（交通性）气胸

胸膜破裂口较大，或两层胸膜粘连牵拉使破裂口持续开放，气体随呼吸经裂口自由出入胸膜腔。患侧胸腔内压在 0 cmH_2O 上下波动，抽气后可恢复负压，但很快又复升至抽气前水平。

3. 张力性（高压性）气胸

胸膜破裂口呈单向活瓣或活塞作用，吸气时胸廓扩大，胸膜腔内压变小，活瓣开放，空气进入胸膜腔；呼气时胸廓缩小，胸膜腔内压升高，压迫活瓣使之关闭，导致胸膜腔内气体不能排出而越积越多，胸膜腔内压力持续上升，常大于 10 cmH_2O。抽气后胸膜腔内压可显著下降，但很快又复升。此型因纵隔向健侧移位，健侧肺脏受压，心脏血液回流受阻，严重影响呼吸、循环功能，危及生命，必须立即抢救处理。

（三）护理评估

1. 健康史

评估患者既往有无慢性呼吸道疾病如慢支气、肺气肿、肺结核等病史；有无抬举重物、用力排便、剧烈咳嗽、屏气、大笑等诱发因素；是否首次发病，是在活动中还是安静休息时发生。

2. 身体状况

（1）症状

①胸痛：常在剧烈咳嗽、用力排便、提举重物、屏气大笑时突发一侧胸痛，呈刀割样或针刺样，持续时间较短，随后出现胸闷、呼吸困难。

②呼吸困难：常与胸痛同时出现，轻者自觉呼吸受限，重者呼吸困难明显，张力性气胸呈进行性加重的呼吸困难伴烦躁不安、大汗、发绀、脉速、血压下降，甚至休克、昏迷。

③咳嗽：轻至中度刺激性干咳，与气体刺激胸膜有关。

（2）体征

少量气胸时体征不明显，气胸量超过 30％时，出现呼吸增快，明显发绀，气管向健侧移位，患侧胸廓饱满，肋间隙增宽，呼吸运动减弱，触觉语颤减弱或消失，叩诊鼓音或过清音，心或肝浊音界消失，患侧呼吸音减弱或消失。

（3）并发症

脓气胸、血气胸、纵隔气肿、皮下气肿等。

3. 心理状况

患者常因突然发生的剧烈胸痛和呼吸困难而出现紧张、焦虑、恐惧等不良心理反应。

部分年轻患者，平素身体健康，无慢性呼吸道疾病病史，对于疾病的发生不能充分重视，导致疾病反复发生；原有慢性呼吸系统疾病的患者，则过分担心病情，从而忧心忡忡。

4. 辅助检查

胸部 X 线检查：胸部 X 线检查是诊断气胸的重要方法。典型表现为被压缩肺边缘呈外凸弧形线状阴影，称为气胸线，是肺组织和胸膜腔内气体的交界线，线外透亮度增高，无肺纹理，线内为压缩的肺组织。积气量少时，气体多局限在肺尖部；大量积气时，肺被压向肺门，呈球形高密度影，纵隔和心脏向健侧移位；合并胸腔积液或积血时，可见气液平面。

胸部 CT 检查：表现为胸膜腔内极低密度气体影，伴有不同程度的肺萎缩改变。

动脉血气分析：可有不同程度低氧血症。

（四）护理诊断

低效性呼吸型态：与胸膜腔内积气，肺扩张受限有关。

疼痛：胸痛与脏层胸膜破裂、胸腔置管引流有关。

焦虑：与突发胸痛、呼吸困难、担心气胸复发有关。

潜在并发症：纵隔气肿、皮下气肿、血气胸、脓气胸。

（五）护理措施

1. 一般护理

休息：应绝对卧床休息，协助患者取舒适体位，如半坐位或端坐位等以利于呼吸、咳嗽排痰及胸腔引流。避免一切可增加胸膜腔内压的活动，如用力、屏气、咳嗽等。

饮食护理：给予高蛋白、高热量、高维生素及含粗纤维的食物，保持大便通畅，防止因用力排便引起胸膜腔内压力升高，延误胸膜破裂口愈合。

给氧：根据患者缺氧的程度合理选择鼻导管或面罩吸氧，高浓度吸氧有利于促进胸膜腔内气体的吸收，促进肺复张。

2. 病情观察

密切观察病情，注意患者的呼吸频率、呼吸困难和缺氧的程度、血氧饱和度的变化；监测生命体征、意识状态；观察胸痛的表现；观察胸腔闭式引流的情况及效果等。如患者出现体温升高、寒战、胸痛加重、血白细胞增多，提示可能并发胸膜炎或脓气胸；如患者出现严重呼吸困难、心率加快、血压下降、脉搏细速等休克症状，应立即通知医生进行抢救。

3. 胸腔闭式引流护理

（1）术前准备

①向患者说明排气治疗的目的、意义、过程及注意事项，取得患者的理解与配合。

②严格检查胸腔引流装置内是否密闭，引流管是否通畅。在水封瓶内注入适量无菌

蒸馏水或生理盐水，标记液面水平。

③将连接胸腔引流管的玻璃管一端置于水面下 $1 \sim 2 \, cm$，使胸膜腔内压力维持在 $1 \sim 2 \, cmH_2O$。引流瓶塞上的另一短玻璃管为排气管，其下端应距离液面 $5 \, cm$ 以上。如同时引流液体时，需在水封瓶之前增加一贮液瓶，促使液体引流入贮液瓶中，确保水封瓶液面的恒定。

④引流效果不佳时，可遵医嘱连接负压引流装置，注意保持负压在 $-20 \sim -10 \, cmH_2O$，防止因负压过大造成肺损伤，为确保患者安全，可在水封瓶与负压吸引之间增加一调压瓶。瓶中的压力调节管末端应保持在水面下 $10 \sim 20 \, cm$ 处，并确保压力调节管的瓶外端处于开放状态。当负压过大时，外界空气可经压力调节管进入调压瓶，从而确保胸腔所承受的吸引负压不会超过设置值。

⑤所有引流装置在使用前应全部灭菌，严格按照无菌操作进行安装，防止感染发生。

（2）引流中的注意事项

①引流瓶应放在低于患者胸部，且不易被踢到或打破的地方，其液平面应低于引流管胸腔出口平面 $60 \, cm$，以防止瓶内液体反流入胸腔。

②保持引流管通畅，密切观察引流管内的水柱是否随呼吸上下波动，有无气体自水封瓶逸出。必要时，可嘱患者做深呼吸或咳嗽，如水柱随呼吸波动明显，提示引流通畅；若波动不明显，液面无气体逸出，患者无胸闷、呼吸困难，可能肺组织已复张；如患者呼吸困难加重，伴发绀、大汗、胸闷、气管向健侧偏移，可能为引流管不畅或部分脱出胸膜腔，应立即通知医生处理。

③引流过程中，应观察和记录引流液的量、颜色和性状。引流液黏稠或引流出血液时，为防止管腔被凝血块或脓块堵塞，应定时由胸腔端向引流瓶端的方向挤压引流管。

④妥善固定引流管于床旁，引流管长度合适，既要便于患者翻身活动，又要避免过长发生折叠、扭曲和受压。

⑤搬动患者前，先用两把血管钳双重夹紧引流管，防止发生引流管滑脱、漏气或引流液反流。如引流管不慎脱出，应嘱患者呼气，同时用凡士林纱布及胶布立即封闭引流口，并及时通知医生进行处理。

⑥鼓励患者每隔 $2 \, h$ 进行 1 次咳嗽及深呼吸，以促进肺组织扩张，加快胸腔内气体排出，促进肺复张，但应避免剧烈咳嗽。

（3）引流装置及伤口护理

严格执行无菌操作，引流瓶上的排气管外端应用 $1 \sim 2$ 层纱布包裹，避免空气中尘埃或脏物进入引流瓶内，注意连接管和接口处的消毒，防止感染。一次性的引流装置可每周更换一次，非一次性闭式引流装置需每日更换引流瓶。更换时，应先将近心端的引流管用双钳夹紧，更换完毕经检查无误后方可放开，以防止气体进入胸腔。伤口敷料每 $1 \sim 2 \, d$ 更换 1 次，如敷料被分泌物渗湿或污染应及时更换。

（4）拔管护理

①若 24 h 引流液少于 50 mL，脓液少于 10 mL，引流管管口无气体逸出，夹闭引流管 1～2 d 患者无呼吸困难，听诊呼吸音正常，X 线检查显示肺膨胀良好，可拔除引流管。

②嘱患者坐在床旁或躺向健侧，深吸气后屏气拔管，用凡士林纱布覆盖，再盖上无菌纱布，胶布固定。

③拔管后 24 h 内应注意观察患者有无呼吸困难、胸闷、伤口处有无渗液、漏气、出血、皮下气肿等，如发现异常应通知医生处理。

4. 心理护理

向患者介绍气胸的相关知识，在做各项检查、操作前应解释操作目的、方法，取得患者配合。患者呼吸困难发作、疼痛剧烈时，医护人员应尽量陪伴、安慰，增加其安全感。

二、呼吸衰竭患者的护理

呼吸衰竭简称呼衰，是各种原因引起的肺通气和（或）换气功能严重障碍，甚至在静息状态下亦不能维持足够的气体交换，导致缺氧伴（或不伴）二氧化碳潴留，引起一系列生理功能和代谢紊乱的临床综合征。在静息状态下，呼吸大气压空气时，排除心内解剖分流和原发心排血量降低等情况后，PaO_2 低于 60 mmHg，伴或不伴有 $PaCO_2$ 高于 50 mmHg，即为呼吸衰竭。

临床上对呼吸衰竭有两种分类方法。

①根据动脉血气分析结果，分为 I 型和 II 型：I 型呼吸衰竭仅有缺氧而无二氧化碳潴留，即 $PaO_2 < 60$ mmHg，$PaCO_2$ 降低或正常，见于存在换气功能障碍的患者，如 ARDS 等；II 型呼吸衰竭既有缺氧又有二氧化碳潴留，即 $PaO_2 < 60$ mmHg 且 $PaCO_2 > 50$ mmHg，系肺泡通气不足所致。

②按病程可分为急性呼吸衰竭和慢性呼吸衰竭。以下主要介绍慢性呼吸衰竭患者的护理。

（一）病因与发病机制

慢性呼吸衰竭多发生在慢性疾病基础上，由于呼吸功能损害逐渐加重，经过较长时间最终发展成为呼吸衰竭。

慢性呼吸衰竭常见的病因是支气管－肺疾病，最常见的是 COPD，其他病因如重症肺结核、尘肺、肺间质纤维化等。上呼吸道梗阻、肺血管疾病、胸廓及神经肌肉病变如胸廓畸形、重症肌无力等亦可导致慢性呼吸衰竭。呼吸道感染是引起慢性呼吸衰竭的最常见诱因。

慢性呼吸衰竭发生的主要机制为肺泡通气量不足，通气与血流比例失调，以及气体弥散障碍。慢性呼吸衰竭出现的缺氧和二氧化碳潴留对中枢神经系统、循环系统、呼吸系统、体液平衡以及肝、肾功能均造成影响。

（二）护理评估

1.健康史

了解患者是否有慢性呼吸道疾病及呼吸道感染史。感染、手术、创伤、高浓度吸氧、使用麻醉药等均可诱发呼吸衰竭。在评估患者一般状况时，还应注意：发热、呼吸困难、肌肉抽搐等可增加耗氧量，使缺氧加重。

2.身体状况

除原发病症状外，主要是缺氧和二氧化碳潴留引起的呼吸困难和多脏器功能紊乱的表现。

①呼吸困难。呼吸困难是最早、最突出的症状，表现为呼吸频率、节律和深度的改变。呼吸浅快，或出现三凹征。严重者有呼吸节律的改变，呈潮式、间停或抽泣样呼吸。二氧化碳麻醉时，可出现浅慢呼吸。

②发绀。发绀是缺氧的典型症状，可在口唇、甲床等处出现发绀。因发绀的程度与还原血红蛋白含量相关，故伴有严重贫血或出血者，发绀可不明显。

③精神神经症状。慢性缺氧多表现为智力或定向力障碍。二氧化碳潴留常表现为先兴奋后抑制的症状，如烦躁不安、多汗、白天嗜睡、夜间失眠等。二氧化碳潴留加重时，中枢神经系统则表现为抑制作用，出现表情淡漠、肌肉震颤、间歇抽搐、昏睡、昏迷等，称肺性脑病。

④心血管系统症状。二氧化碳潴留使外周浅表静脉充盈，皮肤潮红、温暖多汗、血压升高、球结膜充血水肿。多数患者有心动过速、严重缺氧、酸中毒时，可出现周围循环衰竭、血压下降、心率减慢、心律失常甚至心搏骤停。

⑤其他表现。严重呼吸衰竭损害肝、肾功能，损害胃肠黏膜而引起上消化道出血，少数可出现休克及弥散性血管内凝血等。

3.心理及社会资料

呼吸衰竭患者的意识状态发生改变，对外界环境及自我的认识能力逐渐减弱或消失，出现记忆、思维、定向力、性格、行为等一系列精神紊乱。

4.辅助检查

动脉血气分析：呼吸衰竭时，$PaO_2 < 60$ mmHg，$PaCO_2 > 50$ mmHg，$SaO_2 < 75\%$，血液 pH 值常降低。

电解质测定：可有高血钾或低血钾、低血钠、低血氯等。

（三）护理诊断

气体交换受损：与通气不足、通气与血流比例失调、气体弥散障碍有关。

清理呼吸道无效：与分泌物过多、呼吸肌无力、无效咳嗽、意识障碍有关。

意识障碍：与缺氧和二氧化碳潴留引起的中枢神经系统抑制有关。

营养失调：低于机体需要量，与呼吸困难、人工气道、缺氧致食欲下降有关。

语言沟通障碍：与脑组织缺氧和二氧化碳潴留抑制大脑皮质或气管切开有关。

潜在并发症：肺性脑病、心力衰竭、休克、消化道出血。

（四）护理措施

1. 一般护理

协助患者取半卧位或坐位，以利于呼吸。营养支持有利于提高呼吸衰竭抢救的成功率，应鼻饲高蛋白、高脂肪、低碳水化合物、适量维生素和微量元素的流质饮食，必要时给予静脉营养。

2. 合理给氧

目前多采用鼻导管、鼻塞或面罩给氧，配合机械通气可进行气管内给氧。根据患者病情和动脉血气分析结果采用不同的给氧浓度和给氧方法。慢性呼吸衰竭患者常既有缺氧又有二氧化碳潴留，应低流量（1～2 L/min）、低浓度（25%～29%）持续给氧。主要原因是：缺氧伴二氧化碳潴留的慢性呼吸衰竭患者，其呼吸中枢化学感受器对二氧化碳的敏感性降低，此时呼吸中枢兴奋主要依靠缺氧对颈动脉窦和主动脉体化学感受器的刺激作用；若吸入高浓度氧，PaO_2 迅速上升，则削弱了缺氧对呼吸中枢的兴奋作用，结果使呼吸受到抑制，从而加重了二氧化碳潴留，严重时可陷入二氧化碳麻醉状态，诱发肺性脑病。给氧过程中，注意观察氧疗效果，若呼吸困难缓解、心率减慢、发绀减轻、神志清醒，提示氧疗有效。若呼吸过缓、意识障碍加深，可能是二氧化碳潴留加重。

3. 病情观察

监测生命体征和意识改变，记录24h液体出入量，监测动脉血气分析等检查结果，根据血气分析结果判断酸碱失衡情况。注意有无肺性脑病、上消化道出血、心力衰竭、休克等并发症。一旦发现异常情况应及时报告医生。

4. 保持呼吸道通畅

注意清除口咽分泌物或胃内反流物，预防呕吐物反流入气管。遵医嘱给予抗生素和祛痰剂，对昏迷患者可使用无菌多孔导管吸痰，以保持呼吸道通畅。对昏迷或呼吸道大量痰液潴留伴有窒息危险、全身状态较差、$PaCO_2$ 进行性增高的患者，应及时建立人工气道和机械通气支持。

5. 经鼻插管护理

为避免气管插管及气管切开，近年来多采用经鼻插管。经鼻插管的患者耐受性好，可停留较长时间，从而可减少发生并发症。插管前将塑料导管用30℃的液体加温使之变软，这样易于经鼻腔后鼻孔插入气道，减少插管对气道的机械损伤；吸痰管必须超过导管顶端，吸痰时边抽边旋转吸痰，将深部分泌物吸出；充分湿化气道使痰液稀释，防止管腔阻塞；塑料导管气囊每日需放气1～2次。

6. 用药护理

①抗生素。在保持气道通畅的条件下，根据痰培养和药物敏感试验结果，选择有效的抗生素控制感染。注意观察药物的疗效和副作用。

②支气管扩张剂。其可缓解支气管痉挛，松弛支气管平滑肌，减少气道阻力，改善通气功能。

③呼吸兴奋剂。其可以刺激呼吸中枢，增加呼吸频率和潮气量，从而改善通气。尼可刹米（可拉明）是目前常用的呼吸中枢兴奋剂。使用时必须保持呼吸道通畅，适当提高吸入氧浓度。静脉滴注时速度不宜过快，如出现恶心、呕吐、烦躁不安、面色潮红、肌肉颤动等现象，表示过量，应减慢滴速或停用。

④镇静剂。对烦躁不安、夜间失眠的患者，慎用镇静剂，以免引起呼吸抑制。

7. 心理护理

建立人工气道和使用呼吸机治疗的患者，语言表达和沟通障碍，应经常床旁巡视，通过语言或非语言方式抚慰患者，以缓解焦虑/恐惧的情绪，增强患者战胜疾病的信心。向患者解释监护仪、异常声音、各项操作和器械的作用，并以关切的态度给患者以安全感，取得患者的信任和合作。

第六节　急性呼吸窘迫综合征患者的护理

急性呼吸窘迫综合征（ARDS）是指患者原心肺功能正常，但在肺内外致病因素的作用下发生的急性、进行性呼吸窘迫和难以纠正的低氧血症。

（一）病因与发病机制

引起ARDS的病因常见于急性呼吸道阻塞、重度哮喘、急性肺水肿、肺血管疾病、外伤、气胸；急性颅内感染、颅脑损伤、脑血管病变；重症肌无力、有机磷中毒等。

发病机制为通气功能障碍、通气与血流比例失调、气体弥散障碍。主要病理改变为肺广泛性充血水肿和肺泡内透明膜形成。

（二）护理评估

1. 健康史

了解患者是否有肺通气或换气功能障碍的基础疾病，呼吸中枢是否受抑制，有无神经系统受损情况等。

2. 身体状况

症状：在上述疾病发病后 3 d 内出现进行性呼吸窘迫、发绀，呼吸频率＞28 次/分且常规氧疗无效。

体征：早期两肺多无阳性体征，中期两肺可闻及湿啰音，晚期有广泛湿啰音，也可出现浊音及其他实变体征。

3. 心理状况

患者由于多器官功能障碍，表现为恐惧、濒死感，又因人工气道或机械通气的建立，还可出现紧张、焦虑等情绪。

4. 辅助检查

胸部 X 线检查：X 线片可见两肺区出现边缘模糊斑片状阴影，逐渐融合成大片浸润阴影。

动脉血气分析：这是最重要的指标，典型改变为 PaO_2 降低、$PaCO_2$ 降低、pH 值升高。氧合指数（PaO_2/FiO_2）< 200 mmHg 为诊断 ARDS 的必要条件。

（三）护理诊断

气体交换受损与肺毛细血管损伤、肺水肿、肺泡内透明膜形成致换气功能障碍有关。

（四）护理措施

1. 一般护理

安置患者于重症监护室实施特别监护。取半卧位，以利于增加通气量。注意室内空气清新、温暖，定时消毒，防止交叉感染。根据病情给予鼻饲或肠道外营养，以维持有足够的能量供应，避免代谢功能和电解质紊乱。

2. 氧疗护理

迅速纠正缺氧是抢救 ARDS 的中心环节。一般均需高浓度（> 50%）高流量（4 ~ 6 L/min）给氧，无效时早期给予机械通气。开始选用间歇正压通气（IPPV），如仍无效则应采用呼气末正压通气（PEEP），PEEP 时患者吸气及呼气均保持在大气压以上，有利于萎陷的肺泡扩张，提高肺顺应性，促进肺间质和肺泡水肿消退。

3. 病情观察

观察生命体征和意识状态以及呼吸困难和发绀的病情变化，记录 24 h 液体出入量。

4. 治疗配合

维持液体平衡，在保证血容量足够、血压稳定的前提下，要求液体出入量呈轻度负平衡（-1 000 ~ -500 mL）。为促进肺水肿消退，可适当给予利尿剂，如呋塞米。早期不宜补充胶体溶液，以防止肺水肿加重。早期大剂量短疗程使用糖皮质激素可控制病情，应注意观察其副作用。

其他护理措施同慢性呼吸衰竭。

第四章 循环系统疾病患者的护理

第一节 心力衰竭患者的护理

心力衰竭是由于各种心脏疾病引起心脏结构和功能变化而导致的心室充盈和（或）射血功能低下。根据心脏舒缩功能分为收缩性心力衰竭和舒张性心力衰竭，临床上收缩性心力衰竭最常见。由心肌收缩力下降，心排血量不能满足机体代谢需要，而出现的器官和组织血液灌注不足、肺淤血和（或）体循环淤血的临床综合征，称为充血性心力衰竭。充血性心力衰竭主要表现为呼吸困难、乏力和水肿。心力衰竭按心脏的受损部位分为左心衰竭、右心衰竭和全心衰竭，按发病的缓急分为慢性心力衰竭和急性心力衰竭。

一、慢性心力衰竭

慢性心力衰竭是大多数心血管疾病的终末期表现和最主要的死亡原因。其发病率及死亡率均较高。

（一）病因与发病机制

1. 基本病因

（1）原发性心肌损害

包括：①缺血性心肌损害，如冠心病心肌缺血和（或）心肌梗死；②心肌炎和心肌病；③心肌代谢障碍性疾病，以糖尿病心肌病最常见。

（2）心脏负荷过重

包括：①心脏压力负荷（后负荷）过重，即左、右心室收缩期射血阻力增加，见于高血压、主动脉瓣狭窄、肺动脉高压、肺动脉瓣狭窄等；②心脏容量负荷（前负荷）过重，见于心脏瓣膜关闭不全（主动脉关闭不全、二尖瓣关闭不全）、房间隔缺损、室间隔缺损、动脉导管未闭、全身性血容量增多（严重贫血、甲状腺功能亢进症）。

2. 诱因

有基础心脏病的患者，其心力衰竭症状往往由一些增加心脏负荷的因素所诱发，最主要的诱因为感染，特别是呼吸道感染，其他如心律失常、血容量增加、过度体力劳累或情绪激动、治疗不当、原有心脏病变加重或并发其他疾病等。

3. 发病机制

心肌舒缩功能发生障碍时，根本问题是心排血量下降，引起血流动力学障碍，而维持心脏功能的每一个代偿机制的代偿能力都是有限的，长期维持最终会发生心脏功能失代偿，从而可引起心力衰竭。

（1）Frank-Starling 机制

增加心脏的前负荷，使回心血量增多，心室舒张末期容积增加，从而增加了心排血量，使心脏做功增多。心室舒张末期容积增加，意味着心室扩张，舒张末压力也增高，相应的心房压、静脉压也随之升高。待后者达到一定高度时即出现肺的充血或腔静脉系统充血。

（2）神经体液的代偿机制

交感神经兴奋性增强、肾素－血管紧张素－醛固酮系统（RAAS）激活，其有利的一面是增强心肌收缩力，增加心率，以提高心排血量，但同时周围血管收缩，增加了心脏后负荷，心率加快，这些均使心肌耗氧量增加。醛固酮分泌，使水钠潴留，增加总液体量及心脏前负荷，对心力衰竭起到代偿作用。

（3）心肌肥厚与心室重塑

心肌肥厚是心脏后负荷增加的主要代偿机制之一。此时心肌细胞数并不增多，以心肌纤维增多为主，心肌肥厚能增加心肌收缩力，使心排血量可在相当长时间内维持正常。肥厚的心肌耗氧量增加，供给能量的线粒体增多的程度和速度均落后于心肌纤维的增多，使心肌相对能源不足，继续发展最终会导致心肌细胞死亡。在心腔扩大、心肌肥厚的过程中，心肌细胞、胞外基质、胶原纤维网等均发生相应变化，即心室重塑，是心力衰竭发生发展的基本病理机制。心肌细胞减少使心肌整体收缩力下降；纤维化的增加又使心室顺应性下降，重塑更趋明显，心肌收缩力不能发挥其应有的射血效应，如此形成恶性循环，最终导致不可逆转的终末阶段。

（二）护理评估

1. 健康史

①评估患者有无冠心病、高血压、风湿性心瓣膜病、心肌炎、心肌病等。

②评估患者有无呼吸道感染、心律失常、劳累过度、情绪激动、服用药物不当等诱发因素。

2. 身体状况

1）左心衰竭

左心衰竭以肺循环淤血和心排血量降低为主要表现。

（1）症状

①呼吸困难：呼吸困难是左心衰竭最主要的症状，最早出现的是劳力性呼吸困难，呼吸困难主要发生在体力劳动时，休息后缓解，随心力衰竭程度的加重，引起呼吸困难的运动量逐渐减少；最典型的是夜间阵发性呼吸困难，严重者可发生急性肺水肿；晚期出现端坐呼吸。

②咳嗽、咳痰与咯血：咳嗽多在体力劳动或夜间平卧时加重，同时可咳出白色浆液

性泡沫状痰，偶见痰中带血丝。这是肺泡和支气管黏膜淤血所致。长期慢性淤血可导致肺静脉压力升高，使肺循环和支气管血液循环之间形成侧支，侧支血管在支气管黏膜下扩张，一旦破裂可引起大咯血。

③其他症状：由于器官、组织灌注不足，还可有疲乏无力、失眠、心悸、少尿及肾功能损害等症状。

（2）体征

①肺部湿啰音：由于肺毛细血管楔压增高，液体可渗出至肺泡，出现湿啰音。开始时只能在两肺底闻及湿啰音，随病情加重，湿啰音可遍及全肺。

②心脏体征：除原有心脏病的体征外，多数患者可出现心脏扩大，心率增快，心尖区舒张期奔马律，肺动脉瓣区第二心音亢进。部分患者出现交替脉，是左心衰竭的特征性体征。

2）右心衰竭

右心衰竭以体循环静脉淤血为主要表现。右心衰竭因胃肠道及肝淤血，可引起食欲缺乏、恶心、呕吐、腹胀及肝区胀痛等症状。右心衰竭体征如下。

①水肿：水肿是右心衰竭的典型体征。水肿首先发生在身体最低垂部位，常为对称性凹陷性水肿。严重者可呈全身性水肿。

②颈静脉征：颈静脉充盈、怒张、搏动增强是右心衰竭的主要体征。肝颈静脉回流征阳性则更有特征性。

③肝脏肿大：肝因淤血肿大常伴有压痛。持续慢性右心衰竭可导致心源性肝硬化，晚期可出现黄疸和腹水。

④心脏体征：除原有心脏病的体征外，右心衰竭时，因右心室显著增大，可因三尖瓣相对关闭不全而出现反流性杂音。

3）全心衰竭

其常为右心衰竭继发于左心衰竭而形成全心衰竭。当出现右心衰竭时，右心排血量减少，肺淤血反而减轻。故表现为呼吸困难减轻而发绀加重。

4）心功能分级

按美国纽约心脏病学会（NYHA）心功能分级标准可将心功能分为如下四级。

Ⅰ级：患者有心脏病，但体力活动不受限制，一般活动不引起疲乏、心悸、呼吸困难或心绞痛。

Ⅱ级：体力活动轻度受到限制，休息时无自觉症状，但平时一般活动会引起疲乏、心悸、呼吸困难或心绞痛。

Ⅲ级：体力活动明显受到限制，休息时无症状，但稍事活动就会引起上述症状。

Ⅳ级：患者不能从事任何体力活动（重度受限），休息时亦出现心力衰竭症状，体力活动后加重。

3. 心理状况

心力衰竭往往是心血管疾病发展至晚期的表现。患者常因病程漫长、反复发作的胸闷、气急、咳嗽、咯血等而心情忧郁或焦虑不安。特别是严重心力衰竭时，由于生活不能自理而悲观失望，甚至对治疗、生活失去信心，有的患者担心预后及治疗费用等。家属和亲友可因长期照顾患者而忽视患者的心理感受。

4. 辅助检查

超声心动图检查：该项检查可准确地反映各心腔大小及瓣膜结构及功能变化，也可计算心排血量、左室射血分数和心脏指数，还能反映心脏的收缩和舒张功能。

放射性核素检查：放射性核素心血池显影有助于判断心室腔大小、射血分数及舒张功能。

X 线检查：该项检查提供心脏增大、肺淤血、肺水肿及原有肺部疾病的信息。肺淤血主要表现为肺门血管影增强，肺纹理增多等征象。

有创性血流动力学检查：其使用漂浮导管可测定肺毛细血管楔压，计算心脏指数，从而直接反映左心功能。

（三）护理诊断

气体交换受损：与左心衰竭致肺循环淤血有关。

活动无耐力：与心排血量下降有关。

体液过多：与右心衰竭致体循环淤血、水钠潴留有关。

焦虑：与病程漫长、病情反复及担心预后不良有关。

潜在并发症：洋地黄中毒。

（四）护理措施

1. 一般护理

休息与活动：根据患者心功能分级决定活动量，督促患者坚持动静结合，循序渐进地增加活动量。鼓励患者不要延长卧床时间，当病情好转后，应尽早进行适量的活动。因为长期卧床容易出现静脉血栓、肺栓塞、便秘、虚弱、直立性低血压等症。不同心功能等级患者的具体护理方法如下。

Ⅰ级：不限制一般的体力活动，但必须避免剧烈运动和重体力劳动。

Ⅱ级：可起床稍事活动，但需增加活动的间歇时间和睡眠时间。

Ⅲ级：严格限制一般的体力活动，多卧床休息为宜，日常生活可以自理或在他人协助下自理。

Ⅳ级：绝对卧床休息，取半卧位或坐位，日常生活由他人照顾。

饮食护理：给予低热量、高蛋白、高维生素的易消化的清淡饮食。选择含适量纤维素的食品，避免产气食物，注意少食多餐，避免过饱。限制水钠摄入，每日食盐摄入量在 5 g 以下，心功能 Ⅲ 级时的食盐摄入量为 2.5～3 g，心功能 Ⅳ 级时为 1 g 以下，服利尿剂者可适当放宽。告诉患者及家属低盐饮食的重要性并督促其执行。限制含钠量高的食品，如腌制品、海产品、罐头食品、味精等。

排便护理：指导患者养成每天按时排便的习惯，预防便秘。排便时切忌过度用力，以免增加心脏负荷，甚至诱发严重的心律失常，必要时使用缓泻剂。

2. 病情观察

密切观察患者呼吸困难有无减轻，发绀有无改善，水肿的消长情况。因患者容易出现夜间阵发性呼吸困难，所以应加强夜间巡视。控制输液量及速度，滴速以 20～30 滴 / 分为宜，防止输液过多过快诱发肺水肿。详细记录 24 h 液体出入量，定时测量体重并记录。

3. 吸氧

一般采用持续吸氧，根据缺氧的程度调节氧流量，一般氧流量为 2～4 L/min。

4. 用药护理

（1）利尿剂

记录 24 h 液体出入量并测量体重，以判断利尿效果。利尿剂最常见的副作用是电解质紊乱。袢利尿剂和噻嗪类利尿剂最主要的副作用是低钾血症，可诱发心律失常或洋地黄中毒。故应监测血钾及观察有无低钾血症的表现，必要时遵医嘱补充钾盐。噻嗪类的其他副作用还有胃部不适、呕吐、腹泻、高尿酸血症、高血糖等。螺内酯毒性甚小，可有嗜睡、运动失调、男性乳房发育、面部多毛等副作用，肾功能不全及高钾血症者禁用。另外，非紧急情况下，利尿剂的使用时间以早晨或日间为宜，避免夜间排尿过频而影响患者的休息。

（2）洋地黄类药物

用药注意事项：①洋地黄用量个体差异性很大，老年人、心肌缺血、低钾、低镁、高钙血症、肾功能减退等情况对洋地黄较敏感，使用时应严密观察患者用药后的反应。②注意不与奎尼丁、普罗帕酮、维拉帕米、钙剂、胺碘酮等药物合用，以免增加药物毒性。③必要时监测血清地高辛浓度。④严格按医嘱给药，教会患者服地高辛时自测脉搏，当脉搏＜60 次 / 分或节律不规则时应暂停服药并告诉医生；用毛花苷 C 或毒毛花苷 K 时务必稀释后缓慢静脉注射，并同时监测心率、心律及心电图变化。

密切观察毒性反应：洋地黄中毒最重要的表现是出现各类心律失常，最常见者为室性期前收缩，多呈二联律或三联律，其他如房性期前收缩、室上性心动过速、房室传导阻滞、窦性心动过缓等；胃肠道反应最常见，如食欲缺乏、恶心、呕吐等；神经系统症状如头痛、倦怠、视物模糊、黄视和绿视等十分少见。

洋地黄中毒处理：首要措施：立即停用洋地黄和排钾利尿剂，补充钾盐，纠正心律失常。快速性心律失常首选苯妥英钠或利多卡因，有传导阻滞及缓慢心律失常者可用阿托品静脉注射或安置临时心脏起搏器。一般禁用电复律，它易导致心室颤动。

（3）血管扩张剂

使用血管扩张剂时需密切观察血压及心率变化，随时调整静脉滴入的速度和剂量；告知患者在用药过程中，起床动作宜缓慢，以防止出现直立性低血压。

（4）血管紧张素转换酶抑制剂

应注意咳嗽、直立性低血压等副反应，该药有保钾作用，与不同类型利尿剂合用时应特别注意。

5. 心理护理

加强与患者的沟通，鼓励患者表达焦虑的感受及原因，建立良好的护患关系，指导患者进行自我心理调整，减轻焦虑，保持乐观、积极、愉快的情绪，增强战胜疾病的信心。

二、急性心力衰竭

急性心力衰竭是指因急性心脏病变引起心排血量急骤、显著降低导致的组织器官灌注不足和急性淤血综合征。临床上以急性左心衰竭最为常见，以急性肺水肿或心源性休克为主要表现。

（一）病因与发病机制

引起急性心力衰竭常见的病因有急性广泛前壁心肌梗死、二尖瓣或主动脉瓣穿孔、二尖瓣腱索断裂、高血压急症、严重心律失常、输液过多过快等。以上原因导致心排血量急剧减少，左室舒张末压迅速升高，肺静脉回流不畅，导致肺静脉压、肺毛细血管楔压突然显著升高使血管内液体渗入肺间质和肺泡内，形成急性肺水肿。

（二）护理评估

1. 健康史

评估患者有无引起急性心力衰竭的原发疾病，询问患者发病前有无急性感染、过度体力劳动、严重心律失常、输液过多过快等诱因。

2. 身体状况

突然出现严重的呼吸困难，呼吸频率常为30～40次／分，端坐呼吸、发绀、有窒息感、面色青灰、冷汗、烦躁不安、频繁咳嗽伴咳大量粉红色泡沫样痰。发病开始时可有血压的一过性升高，病情不缓解，血压可持续下降至休克导致死亡。听诊两肺布满湿啰音和哮鸣音，心尖部第一心音减弱，频率快，可闻及奔马律，肺动脉瓣第二心音亢进。

3. 心理状况

患者因病情突然加重，极度呼吸困难、咯血、濒死感等而产生恐惧心理或焦虑情绪，生活不能自理而悲观失望，对生活、治疗失去信心，担心预后及治疗费用等。

（三）护理诊断

气体交换受损：与急性肺水肿有关。

恐惧：与突发病情加重而担心疾病的预后有关。

（四）护理措施

1.体位

患者取坐位，双腿下垂，以减少静脉回心血量。

2.病情观察

将患者安置于重症监护病房，持续心电监护，观察生命体征，记录24 h液体出入量，控制静脉补液速度为20～30滴／分，如出现恶性心律失常，应立即联系医生。

3.吸氧

立即高流量（6～8 L/min）鼻管给氧，20%～30%酒精湿化，降低肺泡内泡沫的表面张力，使泡沫破裂，改善通气。

4.药物护理

①做好救治的准备工作：迅速建立两条静脉通道，并保持通畅。

②给予吗啡治疗：吗啡3～5 mg静脉缓注不仅可以使患者镇静，同时能扩张小血管而减轻心脏负荷。

③快速利尿：呋塞米20～40 mg静脉注射，于2 min内推完，4 h后可重复一次。

④血管扩张剂：硝普钠为动、静脉扩张剂，可同时降低心脏的前后负荷，初始剂量0.3 μg／（kg·min）滴入，根据血压调整用量，维持收缩压在100 mmHg左右，维持量50～100 μg/min；硝普钠含有氰化物，连续用药时间不宜超过24 h。硝普钠遇光易分解，应现配现用，避光滴注。硝酸甘油初始剂量10 μg/min，每10 min增加5～10 μg，维持量50～100 μg/min。

⑤洋地黄类药物：用毛花苷C静脉给药，首剂可给予0.4～0.8 mg，2 h后可酌情再给予0.2～0.4 mg。

⑥氨茶碱：该药可解除支气管痉挛，并有一定的正性肌力、扩血管及利尿作用，必须稀释后缓慢静脉注射。该药起辅助作用。

第二节 心律失常患者的护理

心律失常是指各种原因引起心脏冲动的频率、节律、起源部位、传导速度与激动次序的异常。

正常心脏冲动起源于窦房结，经结间束、房室结、希氏束、左右束支及浦肯野纤维网传导到心房与心室，以一定范围的频率，产生有规律的收缩。各种原因引起心肌细胞的自律性、兴奋性、传导性改变，使心脏冲动形成和（或）传导异常，均会导致心律失常。

一、分类

其按心律失常的发生机制，可分为冲动形成异常和冲动传导异常两大类。

1. 冲动形成异常

①窦性心律失常：窦性心动过速；窦性心动过缓；窦性心律不齐；窦性停搏。

②异位心律：第一种，被动性异位心律：逸搏；逸搏心律。第二种，主动性异位心律：期前收缩（房性、房室交界性、室性）；阵发性心动过速（房性、房室交界性、室性）；心房扑动、心房颤动；心室扑动、心室颤动。

2. 冲动传导异常

①生理性：干扰及干扰性房室分离。

②病理性：窦房传导阻滞；房内传导阻滞；房室传导阻滞；室内传导阻滞。

③房室间传导途径异常：预激综合征。

根据发作时心率的快慢，又分为快速性心律失常和缓慢性心律失常，前者包括期前收缩、心动过速、扑动与颤动等，后者包括窦性心动过缓、房室传导阻滞等。

（一）窦性心律失常

正常窦性心律的冲动起源于窦房结。其特点为：正常成人 60～100 次／分，心电图显示窦性 P 波（P 波在 I、II、aVF 导联直立，在 aVR 导联倒置，PR 间期 0.12～0.20 s）。当心律仍由窦房结发出的冲动所控制，但频率过快、过慢或不规则时，称为窦性心律失常。

1. 窦性心动过速

成人窦性心律的频率＞100 次／分，称为窦性心动过速。频率大多在 100～150 次／分。

①病因：生理性原因有健康人情绪激动、运动、吸烟、饮酒、喝浓茶及咖啡等；病理性原因有发热（感染）、贫血、休克、甲状腺功能亢进症、心肌缺血、心力衰竭，以及使用肾上腺素、阿托品等。

②身体状况：可无症状或有心悸感。

③心电图特征：窦性 P 波，PP 或 RR 间期＜0.6 s，速率＞100 次／分。

2. 窦性心动过缓

成人窦性心律的频率＜60 次／分，称为窦性心动过缓。

①病因：窦性心动过缓常见于健康的青年人、运动员、老年人，以及睡眠状态者。器质性心脏病中常见窦房结病变和急性下壁心肌梗死。其他原因包括颅内高压、甲状腺功能减退症、阻塞性黄疸，以及应用洋地黄、胺碘酮、β 受体阻滞剂及钙通道阻滞剂等药物。

②身体状况：患者多无症状，当心率过分缓慢，心排血量明显不足时，可出现重要脏器供血不足的表现，如胸闷、心绞痛、头晕、晕厥等，听诊心律慢而规则。

③心电图特征：窦性 P 波；PP 或 RR 间期＞1.0 s；P 波频率＜60 次／分。

3. 窦性停搏

窦性停搏或窦性静止是指窦房结不能产生冲动。

①病因：一般属病理性，各种病因所致的窦房结功能低下是其主要原因，常见于各种器质性心脏病，如急性下壁心肌梗死、窦房结变性与纤维化、脑血管意外等病变，还可见于药物中毒，如洋地黄、奎尼丁中毒，钾盐、β 受体阻滞剂过量等。迷走神经张力增高或颈动脉窦过敏症也可发生窦性停搏。

②身体状况：过长时间的窦性停搏如无逸搏发生，患者可出现头晕，黑矇或短暂意识障碍，严重者可出现阿 - 斯综合征，甚至死亡。

③心电图特征：在较正常 PP 间期显著长的间期内无 P 波发生，或 P 波与 QRS 波群均不出现，长的 PP 间期与基本的窦性 PP 间期无倍数关系。长时间的窦性停搏后，下位的潜在起搏点，如房室交界处或心室可发出单个逸搏或逸搏心律控制心室。

（二）期前收缩

期前收缩又称过早搏动，简称早搏，是临床上最常见的心律失常，是由于窦房结以外的异位起搏点过早发出冲动控制心脏收缩所致。根据异位起搏点的部位不同，可将期前收缩分为房性期前收缩、房室交界性期前收缩、室性期前收缩三类，其中以室性期前收缩为最常见。期前收缩有时呈规律性出现，如：二联律是指每个窦性搏动后跟随一个期前收缩，三联律是指每两个正常搏动后出现一个期前收缩，以此类推。同一导联内期前收缩形态不同的称为多形性或多源性期前收缩。

①病因：房性期前收缩多见于生理性，正常人进行 24 h 心电监测，大多有房性期前收缩，但也见于器质性病变。房室交界性期前收缩常发生在器质性心脏病和洋地黄中毒。正常人和各种心脏病患者均可发生室性期前收缩。

②身体状况：期前收缩可无症状，也可有心悸或心跳暂停感。听诊心律不规则，心搏提前出现，之后有一较长间歇，其第一心音增强，第二心音减弱。

③心电图特征：

第一，房性期前收缩：提前出现的房性异位 P ′波，其形态与窦性 P 波不同；P ′R 间期＞ 0.12 s；P ′波后的 QRS 波群形态正常；多为不完全性代偿间歇（即期前收缩前后窦性 P 波之间的时限常短于 2 个窦性 PP 间期）。

第二，房室交界性期前收缩：提前出现的 QRS 波群，其形态与同导联窦性心律 QRS 波群基本相同；逆行的 P ′波可位于 QRS 波群之前（P ′R 间期＜ 0.12 s）、之中或之后（RP ′间期＜ 0.20 s）；多为完全性代偿间期（即期前收缩前后窦性 P 波之间的时限等于 2 个窦性 PP 间期）。

第三，室性期前收缩：提前出现的 QRS 波群宽大畸形，时限＞ 0.12 s；QRS 波群前无相关的 P 波；T 波方向与 QRS 波群主波方向相反；多为完全性代偿间歇。

（三）阵发性心动过速

阵发性心动过速是一种阵发性、快速而规律的异位心律，是由 3 个或 3 个以上连续发生的期前收缩形成，发作时心率为 160 ～ 220 次 / 分。按异位起搏点的部位分阵发性房性、阵发性房室交界性、阵发性室性心动过速。在心电图上阵发性房性心动过速和阵发性房室交界性心动过速不易区分，所以把两者合称为阵发性室上性心动过速。

①病因：阵发性室上性心动过速常见于无器质性心脏病的正常人，也可见于风湿性心脏病、冠心病、甲状腺功能亢进症、洋地黄中毒等患者，大多数由折返机制引起。阵发性室性心动过速多见于器质性心脏病患者，最常见的为冠心病急性心肌梗死，也见于心肌病、心肌炎、风湿性心脏病、洋地黄中毒、电解质紊乱、长 QT 综合征等。

②身体状况：阵发性室上性心动过速患者发作时可有心悸、头晕、晕厥、心绞痛或呼吸困难等，听诊心率快，为 150～250 次 / 分，节律整齐。大多数患者突然发作、突然终止。阵发性室性心动过速患者可出现心悸、头晕、心绞痛，严重的可出现晕厥、休克或急性肺水肿，甚至猝死，听诊心率为 100～250 次 / 分，心律轻度不规则，第一、第二心音分裂。

③心电图特征：

第一，阵发性室上性心动过速：心率 150～250 次 / 分，节律规则；QRS 波群形态与时限均正常，如发生室内差异性传导或原有束支传导阻滞时，QRS 波群宽大畸形；P 波往往不易辨认；常伴有继发性 ST-T 改变。

第二，阵发性室性心动过速：3 个或 3 个以上的室性期前收缩连续出现；QRS 波群宽大畸形，时限＞0.12 s；ST-T 波方向与 QRS 波群主波方向相反；心室率通常为 100～250 次 / 分，心律可略不规则；可见心室夺获与室性融合波。

（四）心房扑动与心房颤动

1. 心房扑动

①病因：心房扑动可发生于无器质性心脏病者，也可发生于器质性心脏病患者，如风湿性心脏病、高血压心脏病、冠心病、心肌病等，亦可见于甲状腺功能亢进症患者。

②身体状况：心室率不快时，患者无症状；心房扑动伴心室率增快时，可出现心悸、胸闷，诱发心绞痛或充血性心力衰竭等。体格检查可见快速的颈静脉扑动。

③心电图特征：P 波消失，代之以 250～350 次 / 分，间隔均匀，形状相似的锯齿状心房扑动波（F 波）；F 波与 QRS 波群成某种固定的比例，最常见的比例为 2：1，有时比例关系不固定，则引起心室律不规则；QRS 波群形态一般正常。

2. 心房颤动

由于心房内多处异位起搏点发出极快而不规则的冲动，引起心房不协调的颤动，称心房颤动。

①病因：心房颤动可见于正常人，在情绪激动、手术后、运动或大量饮酒时发生，最常发生于器质性心脏病，如风湿性心脏病、冠心病、高血压心脏病、甲状腺功能亢进症、心肌炎等。

②身体状况：心房颤动症状的轻重受心室率快慢的影响。心室率不快时，患者可无症状。心室率增快的患者可有心悸、胸闷，心室率＞150 次 / 分，可发生心绞痛或充血性心力衰竭等。听诊心律绝对不规则，第一心音强弱不等。可出现脉搏短绌。

③心电图特征：第一，P波消失，代之以大小不等、形态不一、间期不等的心房颤动波（f波），频率为 350 ～ 600 次 / 分。第二，R-R 间期绝对不等。第三，QRS 波群形态通常正常。

（五）心室扑动与心室颤动

①病因：心室扑动与心室颤动常见于缺血性心脏病，亦可见于洋地黄中毒、胺碘酮中毒、严重缺氧、电击伤等。

②身体状况：出现心室扑动与心室颤动，患者会迅速出现意识丧失、抽搐、呼吸停顿，甚至死亡。体格检查发现脉搏触不到、心音消失、血压测不到。

③心电图特征：

第一，心室扑动：P-QRS-T 波群消失，代之以 150 ～ 300 次 / 分波幅大而较规则的正弦波（室扑波）图形。

第二，心室颤动：P-QRS-T 波群消失，代之以形态、振幅与间隔绝对不规则的颤动波（室颤波），频率为 150 ～ 500 次 / 分。

（六）房室传导阻滞

房室传导阻滞为窦性冲动在房室传导过程中被异常地延迟或阻滞。按其阻滞程度分为三度：一度为窦性冲动自心房传至心室的时间延长；二度为窦性冲动中有一部分不能传至心室；三度为窦性冲动均不能下达心室，以致由阻滞部位以下的起搏点来控制心室活动。

①病因：器质性心脏病是引起房室传导阻滞的主要原因，如急性心肌梗死、病毒性心肌炎、心肌病、急性风湿热、高钾血症、药物中毒等，偶见于迷走神经张力过高者。

②身体状况：

一度房室传导阻滞：通常无症状，听诊第一心音减弱。

二度房室传导阻滞：通常分为 I 型和 II 型。I 型是最常见的房室传导阻滞类型，又称文氏阻滞。第二度 I 型房室传导阻滞，表现为心悸或心搏脱漏感；第二度 II 型房室传导阻滞表现为乏力、头晕、心悸、胸闷，易发展为完全性房室传导阻滞。

三度（完全性）房室传导阻滞：全部心房冲动均不能传导至心室。因心室率过慢导致脑缺血而出现阿－斯综合征，重者可猝死。听诊心率缓慢，心律规则，第一心音强弱不等，有时特别响亮（"大炮音"）。

③心电图特征：

一度房室传导阻滞：PR 间期延长，成人＞ 0.20 s，每个 P 波后均有 QRS 波群。

二度房室传导阻滞：①二度 I 型房室传导阻滞：PR 间期进行性延长，直至 P 波后 QRS 波群脱漏；如此周而复始。②二度 II 型房室传导阻滞：PR 间期固定不变（正常或延长）；数个 P 波之后有一个 QRS 波群脱漏，形成 2：1、3：1、3：2 等不同比例的房室传导阻滞；QRS 波群形态一般正常。

三度（完全性）房室传导阻滞：PP 间隔相等，RR 间隔相等，P 波与 QRS 波群无关

（房室分离），P 波频率大于 QRS 波频率。QRS 波群形态取决于阻滞部位，如阻滞部位高，在房室结，则形态正常，心室率＞ 40 次 / 分；如低在希氏束以下，尤其在束支，则 QRS 宽大畸形，心室率＜ 40 次 / 分。

二、护理评估

（一）健康史

评估患者有无器质性心脏病、心力衰竭、COPD、内分泌疾病等病史；了解患者有无心律失常的诱发因素如烟、酒、咖啡、运动及情绪激动等；是否应用 β 受体阻滞剂、洋地黄等药物；是否存在体温改变、电解质紊乱等。

（二）身体状况

评估患者心律失常的类型及临床表现，心律失常最基本的症状是心悸，如引起心排血量下降，可导致心、脑重要脏器供血不足，表现为心悸、胸闷、头晕等症状，严重者可出现心绞痛、晕厥；体格检查脉搏、血压、心脏听诊等可出现异常。

（三）心理状况

由于心律失常反复发作，患者经常出现心悸、头晕、乏力、心搏脱漏感等不适，又缺乏心律失常的相关知识，患者常常感到紧张、焦虑，严重的、危及生命的心律失常的患者会产生恐惧心理。

（四）辅助检查

心电图检查是确诊心律失常最主要的依据。其他检查包括动态心电图、运动试验、食管心电图、心腔内电生理检查等。

三、护理诊断

活动无耐力：与心律失常导致心排血量减少有关。

焦虑：与心律不规则、停跳及反复发作、治疗效果不佳有关。

有受伤的危险：与心律失常引起的头晕或晕厥有关。

潜在并发症：晕厥、心绞痛、心力衰竭、猝死、抗心律失常药副作用等。

四、护理措施

（一）一般护理

休息：舒适体位，卧床休息，保持环境安静，限制人员探视，保证患者充分休息。

饮食护理：给予低盐、高蛋白、高维生素饮食，少食多餐，避免刺激性食物，戒烟、酒、浓茶和咖啡，鼓励多进食含钾食物，如橘子、香蕉等。

吸氧护理：必要时持续给氧，以 4 ～ 6 L/min（中流量）为宜。

大小便护理：保持大便通畅，必要时给予缓泻剂。留置导尿者防止泌尿系统感染。

（二）病情观察

密切观察生命体征、皮肤颜色、温度、尿量、意识等有无改变；监测动脉血气分析，电解质及酸碱平衡情况，尤其应注意有无低钾、低镁；严密心电监护，一旦发生下列情况，要立即通知医生，并做好抢救配合。

1.潜在引起猝死危险的心律失常

①频发（＞5次/分）、多源性、成对或成联律的室性期前收缩；②室性期前收缩R-on-T型：室早落在前一心搏的T波上；③阵发性室上性心动过速；④心房扑动与心房颤动；⑤较重的二度Ⅱ型房室传导阻滞。

2.随时有猝死危险的严重心律失常

①室性心动过速；②心室扑动与心室颤动；③三度房室传导阻滞。

（三）用药护理

严格遵医嘱给予抗心律失常药，注意给药途径、剂量、给药速度等。口服药应按时按量服用；静脉注射时速度应缓慢，必要时心电监测。观察用药过程中及用药后的心率、心律、血压、脉搏、呼吸、意识变化，观察疗效和药物不良反应（表4-1），及时发现用药而引起的心律失常。

表4-1 常用抗心律失常药的用法和不良反应

药物	用法	不良反应
奎尼丁	口服	常见症状：眩晕、耳鸣、精神失常等金鸡纳反应，胃肠道反应以及发热、皮疹等过敏反应。心脏方面：窦性停搏、房室传导阻滞、QT间期延长与尖端扭转型室速、晕厥、低血压
普鲁卡因胺	口服、静脉注射	同奎尼丁，但较轻。用量过大可引起白细胞减少，长期使用可致红斑狼疮样综合征
利多卡因	静脉注射	较常见中枢症状，如嗜睡、头晕、兴奋、语言和吞咽困难，较大剂量可出现烦躁不安、肌肉抽搐、低血压及传导阻滞等
普罗帕酮	口服、静脉注射	胃肠道反应，少数用药者出现心动过缓，房室传导阻滞，还可引起直立性低血压。QT间期延长者宜减量或停药
β受体阻滞剂	口服、静脉注射	可致窦性心动过缓，房室传导阻滞，并可能诱发心力衰竭和哮喘、低血压等。糖尿病患者可能引起低血糖
胺碘酮	口服、静脉注射	常见心血管反应有窦性心动过缓，偶尔发生尖端扭转型室速；光过敏、角膜色素沉着；少数患者发生甲状腺功能亢进或减退及肝坏死；最严重的心外毒性为肺纤维化
维拉帕米	口服、静脉注射	常见症状有口干、恶心、腹胀、腹泻、头痛、头晕等。静脉注射过快可出现血压下降、心动过缓，严重者可致心脏停搏

（四）心脏电复律的护理

适应证：非同步电复律临床上用于心室颤动。同步电复律适用于有 R 波存在的各种快速异位心律失常，如心房颤动、阵发性室性心动过速等。

禁忌证：病史多年、心脏明显扩大及心房内有新鲜血栓形成或近 3 个月有栓塞史；伴高度或三度房室传导阻滞的心房颤动和心房扑动；洋地黄中毒或低血钾患者。

操作配合：准备用物如除颤器、氧气、吸引器、心电和血压监护仪、抢救车等。患者仰卧于绝缘床上，连接心电监护仪，建立静脉通路，遵医嘱缓慢静注地西泮 0.3～0.5 mg/kg。放置电极板，电极板须用盐水纱布包裹或均匀涂上导电糊，并紧贴患者皮肤。放电过程中医护人员注意身体的任何部位均不要直接接触病床及患者，以防电击意外。

复律后护理：患者卧床休息 24 h，清醒后 2 h 内避免进食，以免恶心、呕吐。持续心电监护 24 h，严密观察心律、心率、呼吸、血压，每半小时测量并记录 1 次直至平稳，并注意面色、神志、肢体活动情况。

（五）心脏起搏器安置术后护理

①术后可心电监护 24 h，注意起搏频率与心率是否一致，监测起搏器工作情况。

②绝对卧床 1～3 d，取平卧位或半卧位，不要压迫植入侧。指导患者术后 6 周内限制体力活动，植入侧手臂、肩部应避免过度活动，避免剧烈咳嗽等以防电极移位或脱落。

③植入式起搏器伤口沙袋压迫 6 h，严格按无菌原则定期更换敷料，同时注意伤口有无渗出液和感染。

④做好患者的术后宣教，例如如何观察起搏器工作情况和故障、定期复查的必要、日常生活中要随身携带"心脏起搏器卡"等。

（六）并发症护理

1.猝死

当患者出现严重的心律失常时立即报告医生并积极采取抢救措施，如立即卧床休息，给予吸氧、心电监护，建立静脉通路，准备好抗心律失常药、除颤器、临时起搏器等，对发生心室颤动者，立即行非同步直流电除颤或胸外心脏按压等。

2.防意外发生

严重心律失常发作者出现头晕、抽搐、晕厥时，应预防发生意外。患者应平卧，头部放低，松解衣领，以改善脑部循环。吸氧，改善机体缺氧状态，保护重要脏器功能。应注意保护患者安全，防止舌咬伤、坠床、呼吸道窒息等意外情况发生。

（七）心理护理

患者由于症状反复发作，影响工作、生活、社交，易产生焦虑或恐惧心理。护理人员应鼓励患者表达自己的感受，对患者的恐惧等心理表示理解，耐心向其解释病情，鼓励患者说出焦虑的原因，向患者解释焦虑可加重心脏负荷，诱发或加重心律失常，说明心律失常是可治的，以消除患者的心理紧张和顾虑，使其配合治疗。

第三节 原发性高血压患者的护理

原发性高血压是指病因未明的以体循环动脉血压升高为主要表现的临床综合征，通常简称为高血压，可引起心、脑、肾严重并发症，迄今仍为心脑血管疾病死亡的主要原因之一。

高血压是指体循环动脉收缩压和（或）舒张压的持续升高。高血压的诊断标准为：在未服抗高血压药的情况下，收缩压≥ 140 mmHg 和（或）舒张压≥ 90 mmHg。根据高血压分类标准，它将 18 岁以上成人的血压按不同水平分类（见表 4-2）。

表 4-2 血压水平的分类

类别	收缩压 /mmHg		舒张压 /mmHg
正常血压	< 120	和	< 80
正常高值血压	120 ～ 139	和 / 或	80 ～ 89
1 级高血压（轻度）	140 ～ 159	和 / 或	90 ～ 99
2 级高血压（中度）	160 ～ 179	和 / 或	100 ～ 109
3 级高血压（重度）	≥ 180	和 / 或	≥ 110
单纯收缩期高血压	≥ 140	和	< 90

注：当收缩压与舒张压分属不同级别时，以较高的级别作为标准。

一、病因与发病机制

高血压的病因和发病机制尚不完全清楚，研究表明，它与以下因素有关。①年龄：高血压发病率随年龄增长而上升，35 岁以后发病率明显增加。②遗传：有高血压病家族史的子女高血压的发病率明显增高，但高血压并非遗传性疾病。③肥胖：肥胖者易患高血压，其发病率是体重正常者的 2 ～ 6 倍。④摄盐量：摄入食盐量与高血压的发生有密切关系，盐摄入量高的地区发病率明显高于盐摄入量低的地区。⑤职业：脑力劳动者发病率高于体力劳动者。⑥其他因素：大量吸烟、长期的噪声影响、反复的精神刺激、持续性精神紧张等均与高血压病的发生有相关性。

高血压的发病机制为如下几点：①反复过度紧张和长期精神刺激引起大脑皮质兴奋与抑制过程失调，皮质下血管运动中枢功能失调，交感神经活动增强，导致全身小动脉收缩，外周血管阻力增高，血压上升。②RAAS 的活动增强，使肾小球旁细胞分泌肾素，可将血管紧张素原水解为血管紧张素 I，经转换酶的作用转化为血管紧张素 II，后者致使小动脉平滑肌强烈收缩，引起血管阻力增加，还可刺激肾上腺皮质分泌醛固酮，使肾小管对钠的重吸收增加，造成水钠潴留，其结果均使血压升高。③近年来的研究表明，胰岛素抵抗是 2 型糖尿病和高血压发生的共同病理生理基础。胰岛素抵抗引起继发性高胰岛素血症，使肾脏对水钠重吸收增加，交感神经系统活性亢进，动脉弹性降低，血压升高。

二、护理评估

（一）健康史

详细询问患者的职业、饮食习惯，有无高血压病家族史，有无烟酒嗜好，是否超重等。

（二）身体状况

1. 一般表现

大多数患者起病缓慢，早期症状不明显，只是在精神紧张、情绪波动后才出现血压暂时性升高，随后即可恢复正常；部分患者没有症状，只在体格检查时发现血压升高。随着病情的进展，血压升高逐渐趋于明显，但一天之内血压仍有明显的差异。高血压病的常见症状有头痛、头晕、眼花、耳鸣、失眠、乏力等，体格检查时可听到主动脉瓣第二心音亢进。高血压后期的临床表现常与心、脑、肾损害程度有关。

2. 高血压急症和亚急症

高血压急症：指高血压患者在某些诱因的作用下，血压突然和明显升高，一般超过 180/120 mmHg，伴有进行性心、脑、肾等重要靶器官功能障碍的表现。高血压急症包括高血压脑病、颅内出血、脑梗死、急性左心衰竭、急性冠脉综合征、主动脉夹层、子痫等。高血压脑病是指在高血压病程中发生急性脑血循环障碍，引起脑水肿和颅内压增高而产生神经功能障碍的临床征象。临床表现有严重头痛、呕吐、神志改变，较轻者可仅有烦躁、意识模糊，严重者可发生抽搐、昏迷等，发生机制可能为过高的血压突破了脑血管的自身调节机制，导致脑灌注过多，引起脑水肿所致。少数高血压急症患者病情急骤发展，舒张压持续 ≥ 130 mmHg，并出现头痛、视物模糊、眼底出血、渗出和视乳头水肿，肾脏损害突出，持续蛋白尿、血尿与管型尿，称为恶性高血压。

高血压亚急症：指血压明显升高但不伴有靶器官损害。患者可有血压明显升高引起的症状，如头痛、胸闷、鼻出血和烦躁不安等。

3. 并发症

随病程进展，血压持久升高，可导致心、脑、肾等靶器官受损。

脑部表现：长期高血压可形成小动脉的动脉瘤，血压急剧上升可致血管破裂而出现脑出血。也可能使脑动脉发生粥样硬化，还可引起 TIA 及脑血栓形成。血压极度上升可发生高血压脑病，血压下降即可逆转。

心脏表现：血压长期升高使左心室后负荷过重，使左心室肥厚扩大，导致心力衰竭。高血压可促使冠状动脉粥样硬化的形成及发展，并使心肌氧耗量上升，可出现心绞痛、心肌梗死甚至猝死。

肾脏表现：长期持久血压上升可致进行性肾硬化，并加速肾动脉粥样硬化的发生，可出现蛋白尿、肾功能损害，但肾衰竭并不常见。

眼底表现：视网膜小动脉也从痉挛到硬化，血压急骤升高时可引起视网膜出血、渗出。

血管：除心、脑、肾血管病变外，严重高血压可促使主动脉夹层形成并破裂，常可致命。

4.高血压患者心血管危险分层

高血压患者的预后不仅与血压升高水平有关，还与其他心血管危险因素的存在以及靶器官损害程度有关。因此，现主张对高血压患者做心血管危险分层，分层标准依据血压升高水平（1、2、3级）、其他心血管危险因素、靶器官损害及并发症情况。

造成高血压的其他心血管危险因素：男性＞55岁、女性＞65岁、吸烟、血脂异常、糖耐量受损和（或）空腹血糖异常、早发心血管病家族史、腹型肥胖、缺乏体力活动、血同型半胱氨酸升高。

高血压可造成的靶器官损害：左心室肥厚、动脉壁增厚、血清肌酐轻度升高、微量白蛋白尿。

高血压并发症：心脏疾病（心绞痛、心肌梗死、心力衰竭）、脑血管疾病（脑卒中、短暂性脑缺血发作）、肾脏疾病（糖尿病肾病、血清肌酐升高或蛋白尿）、血管疾病、高血压性视网膜病变。

按危险度可将高血压患者分为低危、中危、高危和很高危（表4-3）。

表4-3 高血压患者心血管危险分层

其他危险因素和病史	1级高血压	2级高血压	3级高血压
无其他危险因素	低危	中危	高危
1～2个危险因素	中危	中危	很高危
3个以上危险因素，或靶器官损害	高危	高危	很高危
有并发症或合并糖尿病	很高危	很高危	很高危

（三）心理

轻症及早期患者因无症状和体征，患者能正常工作，常被本人、家庭忽视；或初发时心情紧张，希望药到病除，常会盲目用药。当重要脏器受累时，患者又易产生焦虑、恐惧，有沉重的心理压力，不利于有效地控制血压和治疗。特别是出现心、脑血管并发症时，患者丧失工作能力，给家庭带来沉重的生活及经济负担，从而可加重上述不良情绪。

（四）辅助检查

心电图检查：可见左心室肥厚、劳损。

胸部 X 线检查：可见主动脉迂曲延长、左心影扩大。

超声心动图检查：提示左心室和室间隔肥厚，左心房和左心室腔增大。

动态血压监测：与通常的血压测量不同，动态血压监测是由仪器自动定时测量血压，用小型携带式血压记录仪测定 24 h 血压动态变化，对高血压的诊断有较高的价值。

眼底检查：眼底检查有助于了解高血压的严重程度。

三、护理诊断

疼痛：头痛与血压增高有关。

有受伤的危险：与高血压致头晕、视物模糊及降压药致低血压有关。

焦虑：与长期高血压导致不适及治疗效果不理想有关。

知识缺乏：缺乏长期自我监控血压、改善生活方式、药物治疗的有关知识。

潜在并发症：高血压急症、脑血管意外、心力衰竭、肾衰竭。

四、护理措施

（一）一般护理

休息：适当休息，保证充足的睡眠，选择合适的运动，如慢跑或步行、打太极拳等。重症患者应增加卧床休息时间，协助生活护理。保持病室安静，减少声光刺激，限制探视。必要时遵医嘱使用镇静剂。避免受伤，如避免迅速改变体位等危险因素。

饮食护理：减少钠盐摄入，每人每日食盐量以不超过 6 g 为宜；补充钙和钾盐，如多吃新鲜蔬菜、多饮牛奶；肥胖者适当控制食量以减轻体重；减少脂肪摄入；限制饮酒。

（二）病情观察

定期监测血压。密切观察并发症征象，如出现血压急剧升高、剧烈头痛、呕吐、烦躁不安、视物模糊、意识障碍及肢体运动障碍，应立即报告医生并协助处理。

（三）用药护理

常用降压药物的不良反应及禁忌证见表 4-4。使用降压药时应注意如下事项。

表 4-4 常用降压药物的名称、不良反应及禁忌证

药物分类	药物名称	不良反应及禁忌证
利尿剂	氢氯噻嗪	乏力，血钾、血钠降低、血尿酸增高，痛风患者禁用；保钾利尿剂可引起高血钾
	氨苯蝶啶	
	螺内酯	
	阿米洛利	
	呋塞米	

续表

药物分类	药物名称	不良反应及禁忌证
β 受体阻滞剂	普萘洛尔	负性肌力作用、心动过缓、支气管收缩。急性心力衰竭、支气管哮喘、房室传导阻滞等禁用
	美托洛尔	
	阿替洛尔	
	比索洛尔	
钙通道阻滞剂	硝苯地平	头痛、面部潮红、心率增快、下肢水肿
	硝苯地平控释剂	
	尼群地平	
	非洛地平缓释剂	
	氨氯地平	
血管紧张素转换酶抑制剂	卡托普利	刺激性干咳、血管神经性水肿，高钾血症、妊娠妇女和双侧肾动脉狭窄患者禁用
	依那普利	
	贝那普利	
	赖诺普利	
血管紧张素Ⅱ受体阻滞剂	氯沙坦	不良反应很少，禁忌证与血管紧张素转换酶抑制剂相同
	缬沙坦	

①降压药物一般从小剂量开始服用，遵医嘱调整剂量，不可自行增减或突然撤换药物，多数患者需长期服用维持量。

②注意降压不可过快、过低，某些降压药物有直立性低血压反应，应指导患者在改变体位时动作宜缓慢，警惕服用降压药后可能发生的低血压反应，服药后如有晕厥、恶心、乏力，应立即平卧，取头低足高位，以促进静脉回流，增加脑部血流量。

③服药后不要站立太久，因长时间站立会使腿部血管扩张，血液淤积于下肢，会使脑部血流量减少。

④避免用过热的水洗澡，更不可使用蒸汽浴，防止周围血管扩张导致晕厥。

（四）高血压急症的护理

①一旦发生高血压急症，应绝对卧床休息，抬高床头，避免一切不良刺激和不必要的活动，协助生活护理。避免躁动，必要时使用镇静剂。

②保持呼吸道通畅，吸氧 2～4 L/min。

③立即建立静脉通道，遵医嘱尽早准确给药，以达到快速降压和脱水降颅内压的目的。一般首选硝普钠静脉滴注，需避光，严密监测血压，根据血压调整滴速，有高血压脑病时宜给脱水剂，如甘露醇快速静脉滴注。

④定期监测血压，严密观察病情变化，做好心电、血压、呼吸监测，一旦发现血压急剧升高、剧烈头痛、呕吐、大汗、视物模糊、面色及神志改变、肢体运动障碍等症状，

应立即通知医生。

⑤制止抽搐，发生抽搐时用牙垫置于上、下白齿间防止唇舌咬伤；患者意识不清时应加床栏，防止坠床；避免屏气或用力排便。

（五）心理护理

指导患者学会自我调节，使用放松技术，如心理训练、音乐治疗和缓慢呼吸等，减轻精神压力，保持健康的心理状态。对易激动的患者应做好家属工作，给患者以理解、宽容与支持，保证患者有安静舒适的休养环境。

第四节 冠状动脉粥样硬化性心脏病患者的护理

冠状动脉粥样硬化性心脏病简称冠心病，是指冠状动脉粥样硬化，使血管腔狭窄或阻塞，或伴冠状动脉痉挛，导致心肌缺血缺氧，甚至坏死而引起的心脏病。冠心病主要发生在 40 岁以上的人群，男性多于女性，脑力劳动者多见。

20 世纪 70 年代末世界卫生组织曾将冠心病分为五型：隐匿型或无症状型冠心病、心绞痛、心肌梗死、缺血性心肌病、猝死。近年来临床医学家将冠心病分为急性冠脉综合征和慢性冠脉综合征两大类。前者包括不稳定型心绞痛、非 ST 段抬高型心肌梗死和 ST 段抬高型心肌梗死和猝死；后者包括稳定型心绞痛、隐匿型冠心病和缺血性心肌病。

这里主要介绍心绞痛和心肌梗死患者的护理。

一、心绞痛

心绞痛是由于冠状动脉供血不足导致的心肌突然缺血、缺氧所引起的以发作性胸痛或胸部不适为主要表现的临床综合征。心绞痛分为稳定型和不稳定型两种，稳定型心绞痛即稳定型劳力性心绞痛；不稳定型心绞痛包括恶化型心绞痛、卧位型心绞痛、静息型心绞痛、变异型心绞痛、梗死后心绞痛、混合性心绞痛等。下文主要介绍稳定型心绞痛。

（一）病因与发病机制

引起心绞痛最常见的原因是冠状动脉粥样硬化引起的血管管腔狭窄和（或）痉挛。其次是重度主动脉瓣狭窄或关闭不全、肥厚型心肌病、先天性冠状动脉畸形、冠状动脉扩张症、冠状动脉栓塞等。

心绞痛的发病机制主要是冠状动脉的供血与心肌的需血之间发生矛盾，当冠状动脉血流量不能满足心肌代谢的需要时，就会出现心肌急剧的、暂时性的缺血缺氧，从而发生疼痛。

（二）护理评估

1.健康史

评估时注意有无引起冠状动脉粥样硬化的危险因素，还应了解原有心脏病史、既往健康状况。了解患者生活方式、工作性质和发病前情绪状态，有无劳累、情绪激动、饱食、受寒、阴雨天气、急性循环衰竭等诱因。

2. 身体状况

（1）症状

以发作性胸痛为主要临床表现。

部位：位于胸骨体中段或上段之后，可波及心前区，有手掌大小范围，甚至横贯前胸，界限不很清晰。常放射至左肩、左臂内侧达无名指和小指，或至咽、颈、背、上腹部等。

性质：常为压迫、发闷或紧缩性，也可有堵塞、烧灼感，偶伴濒死感。

诱因：常因体力劳动或情绪激动（如愤怒、焦虑、过度兴奋）而诱发，也可在饱餐、寒冷、阴雨天气、吸烟、心动过速时发病。

持续时间：疼痛出现后逐步加重，一般可持续 3～5 min，很少超过 15 min。

缓解方式：大多在停止原来的活动后即缓解，或舌下含化硝酸甘油几分钟内缓解。

（2）体征

一般无异常体征。心绞痛发作时常出现面色苍白、表情焦虑、皮肤湿冷，或出汗、血压升高、心率增快。

3. 心理状况

患者多为易激动、急躁、性格好强者，心绞痛发作时的濒死感会使患者精神紧张、恐惧，发作后又易产生焦虑或夜间噩梦现象。患者在缓解期仍能正常工作，但因担心病情突然加重而出现意外，常会出现紧张、焦虑的情绪反应。

4. 辅助检查

（1）心电图检查

心电图是发现心肌缺血，诊断心绞痛最常用的检查方法。

普通心电图：心绞痛发作时，绝大多数患者可出现暂时性心肌缺血性的 ST 段压低 0.1 mV 以上，T 波低平或倒置，发作缓解后可逐渐恢复。变异型心绞痛可出现 ST 段抬高。

运动负荷试验：若运动中出现典型心绞痛，心电图改变以 ST 段水平型或下斜型压低 0.1 mV 以上，持续 2 min 为运动试验阳性标准。

24 h 动态心电图：连续记录 24h 心电图，心绞痛发作时可发现 ST 段压低，T 波低平或倒置等心肌缺血性改变和各种心律失常。胸痛发作时相应时间的缺血性 ST-T 改变有助于心绞痛的诊断。

（2）放射性核素检查

利用放射性铊显示灌注缺损可显示心肌供血不足或消失区域，有助于心肌缺血的诊断。

（3）冠状动脉造影

选择性冠状动脉造影可使左、右冠状动脉及其主要分支得到清晰的显影。管腔面积缩小 70% 以上会严重影响心肌血供，缩小 50% ～ 70% 有一定意义。该项检查具有确诊价值，并对选择治疗方案及预后判断极为重要。

（三）护理诊断

疼痛：胸痛与心肌缺血、缺氧有关。

焦虑：与心绞痛反复发作有关。

潜在并发症：急性心肌梗死。

（四）护理措施

1. 一般护理

休息：心绞痛发作时立即停止一切活动，就地休息或卧床休息，取舒适体位，注意保暖；缓解期可逐渐增加活动量。

饮食护理：合理选择食谱，给予低热量、低脂肪、低胆固醇、适量蛋白质、高维生素、清淡易消化饮食，避免刺激性食物并戒烟酒，多食粗纤维食物以保持大便通畅，肥胖者控制体重。

给氧：必要时给氧，氧流量以 4 ～ 6 L/min 为宜。

2. 病情观察

注意观察患者胸痛的部位、性质、持续时间及缓解方式，密切监测生命体征及心电图变化，观察有无心律失常、不稳定型心绞痛，识别心肌梗死发作的先兆表现。

3. 用药护理

发作时遵医嘱使用硝酸酯类药物，告诉患者舌下含化药物时，舌下应保留一点唾液，以便让药物完全溶解。必要时按医嘱微泵注射硝酸甘油，要根据血压调整滴速。向患者解释：硝酸酯类药物可能会出现头昏、头胀痛、头部跳动感，面红、心悸等副作用，但不影响疗效。少数患者对硝酸甘油过度敏感而出现直立性低血压，因此服药时宜平卧。

4. 心理护理

专人守护患者，给予心理安慰，解除患者的紧张情绪，增加患者的安全感，以减少心肌耗氧量。指导患者采取放松技术，缓解焦虑 / 恐惧。必要时给予镇静剂。

二、心肌梗死

心肌梗死是指在冠状动脉病变的基础上发生冠状动脉供血急剧减少或中断而使相应的心肌因严重而持久的缺血而导致的心肌坏死。心肌梗死临床表现为持久的胸骨后剧烈疼痛、血清心肌坏死标记物增高以及心电图进行性改变，可发生心律失常、休克或心力衰竭，属冠心病的严重类型。

（一）病因与发病机制

心肌梗死的基本病因：冠状动脉粥样硬化造成一支或多支血管管腔狭窄，而侧支循环未完全建立，在此基础上，一旦血供急剧减少或中断，使心肌严重而持久地急性缺血达 20 min 以上，即可发生心肌梗死。

心肌梗死的诱发因素：①大多数心肌梗死是由于粥样斑块破溃、出血、管腔内血栓形成或血管持续痉挛使冠状动脉完全闭塞；②休克、脱水、出血、外科手术或严重心律失常，使心排血量骤降，冠状动脉灌流量锐减；③体力活动、情绪过分激动或血压骤升，致使左心负荷明显加重，儿茶酚胺分泌增多，心肌需氧量猛增，冠状动脉供血明显不足。

（二）护理评估

1.健康史

询问心绞痛发作史，疼痛加重的表现。心肌梗死多发生在饱餐，特别是在进食过量脂肪后，或用力排便时。应了解患者发病的原因、发病时的情绪状况等。

2.身体状况

（1）先兆症状

约有半数患者在起病前数日至数周有乏力、胸部不适、活动时心悸、气急、烦躁等前驱症状。心绞痛发作较以往频繁，程度较重，时间较长，硝酸甘油疗效较差。疼痛时伴恶心、呕吐、大汗、血压波动和心律失常等。

（2）主要症状

与心肌梗死面积的大小、部位以及侧支循环情况密切相关。

疼痛：疼痛为最早、最突出的症状。其性质和部位与心绞痛相似，但多无明显诱因，常发生于安静时，程度更剧烈，伴有大汗、烦躁不安、恐惧及濒死感，持续时间可长达数小时或数天，服硝酸甘油无效。少数急性心肌梗死患者可无疼痛，开始即表现为休克或急性心力衰竭。部分患者疼痛位于上腹部，被误认为胃痉挛、急性胰腺炎等急腹症。

全身症状：可有发热、心动过速、白细胞增高、红细胞沉降率增快等。体温可升高为 38℃ 左右，很少超过 39℃，持续约一周。一般在疼痛发生后 24 ～ 48 h 出现，由坏死物质吸收引起。

胃肠道症状：疼痛剧烈时常伴频繁的恶心、呕吐、上腹胀痛和肠胀气等。

心律失常：心律失常见于 75% ～ 95% 的患者，多发生在起病 2 d 内，以 24 h 内最多见，以室性心律失常最多见，尤其是室性期前收缩。如果室性期前收缩频发、成对出现或呈非持续性室性心动过速、多源性或 R-on-T 时，常为心室颤动的先兆。心室颤动是急性心肌梗死早期，特别是 24 h 内死亡的主要原因。前壁心肌梗死易发生室性心律失常，下壁心肌梗死易发生房室传导阻滞。

低血压和休克：疼痛期可表现血压下降，休克多在起病后数小时至一周内发生，发生率约为 20%，这主要是心肌广泛坏死、心排血量急剧下降所致。如果疼痛缓解而收缩压仍低于 80 mmHg，有烦躁不安、面色苍白、皮肤湿冷、脉细而快、大汗淋漓、尿量减少（＜ 20 mL/h）等症状，则为休克的表现。

心力衰竭：主要为急性左心衰竭，可在起病最初几日内发生，或在疼痛、休克好转阶段发生，为梗死后心脏收缩力显著减弱或不协调所致。表现为呼吸困难、咳嗽、发绀及烦躁等，重者出现肺水肿。

（3）体征

心浊音界可正常或轻、中度增大，心率多增快，少数可减慢，心尖区第一心音减弱，可出现第四或第三心音奔马律，部分患者有收缩期杂音或咔嚓音，10%～20%的患者起病2～3d出现心包摩擦音。几乎所有患者都有血压下降，且可能不再恢复到起病前的水平。当伴有心律失常、休克或心力衰竭时可出现相应体征。

（4）并发症

①乳头肌功能失调或断裂：造成二尖瓣脱垂并关闭不全，可引起心力衰竭，重者可出现急性肺水肿。

②心脏破裂：少见，常在起病一周内出现，多为心室游离壁破裂，造成心包积血引起急性心包压塞而猝死。

③心室壁瘤：主要见于左心室，可见左侧心界扩大，心搏广泛，瘤内附壁血栓时，心音减弱，心电图ST段持续抬高；X线、超声心动图等检查可见局部心缘突出或反常搏动。

④栓塞：见于起病后1～2周，如为左室附壁血栓，则引起脑、肾、脾或四肢等动脉栓塞；由下肢静脉血栓形成部分脱落所致的，则产生肺动脉栓塞。

⑤心肌梗死后综合征：于心肌梗死后数周至数月内出现，可反复发生，表现为心包炎、胸膜炎或肺炎，这可能是机体对坏死物质产生过敏反应所致。

3.心理状况

多数患者为初次发生心肌梗死，部分患者既往有心绞痛。急性心肌梗死时胸痛更为剧烈，持续时间更长，从而产生濒危感，极度恐惧。另外，患者入院后常需在短期内采取一系列的检查和治疗措施，这进一步增加了患者的紧张和焦虑。家属、亲友探视受到限制也会使患者感到孤独而忧郁。当患者发病后，考虑到以后的生活和工作时，可出现悲哀的情绪。

4.辅助检查

（1）血液检查

白细胞计数增高，红细胞沉降率增快，可持续1～3周。

（2）血清心肌坏死标记物测定

①肌酸激酶同工酶（CK-MB）：起病后4h内增高，16～24h达高峰，3～4d恢复正常，其增高程度能较准确地反映梗死的范围，其高峰出现时间是否提前有助于判断溶栓治疗是否成功。

②肌钙蛋白Ⅰ（cTnI）或T（cTnT）：起病3～4h升高，cTnI于11～24h达高

峰，7 ～ 10 d 降至正常，cTnT 于 24 ～ 48 h 达高峰，10 ～ 14 d 降至正常。肌钙蛋白是诊断心肌梗死的敏感指标。

③肌红蛋白：于起病后 2 h 内升高，12 h 内达高峰，24 ～ 48 h 内恢复正常。（注：以往沿用多年的"血清心肌酶测定"包括肌酸激酶（CK）、天门冬氨酸氨基转移酶（AST）及乳酸脱氢酶（LDH），这些心肌酶的特异性及敏感性均远不及上述血清心肌坏死标记物）。

（3）心电图检查

特征性改变：宽而深的 Q 波（病理性 Q 波）在面向坏死区的导联出现，面向损伤区的导联的 ST 段抬高呈弓背向上，T 波倒置出现在缺血区的导联中。

动态性改变：

①超急性期：起病数小时内，可无或出现异常高大、两肢不对称的 T 波。

②急性期：起病数小时后，ST 段明显抬高，弓背向上，与直立的 T 波连接，形成单相曲线；数小时至 2 d 内出现病理性 Q 波，R 波降低。

③亚急性期：抬高的 ST 段可在数日至 2 周内逐渐回到基线水平，T 波逐渐平坦或倒置。

④慢性期：数周或数月后 T 波呈 V 形倒置，两肢对称，波谷尖锐。T 波倒置可永久存在，也可在数月至数年内逐渐恢复，病理性 Q 波大多永久存在。

（4）超声心动图检查

超声可了解心室各壁的运动情况和左心室功能，诊断室壁瘤和乳头肌功能不全，为治疗及判断预后提供重要依据。

（三）护理诊断

疼痛：胸痛与心肌缺血坏死有关。

活动无耐力：与心肌氧的供需失调有关。

恐惧：与剧烈胸痛伴濒死感、处于监护病室的陌生环境有关

有便秘的危险：与进食少、活动少、不习惯床上排便有关。

潜在并发症：心律失常、心力衰竭和心源性休克。

（四）护理措施

1. 一般护理

休息：发病 12 h 内应绝对卧床休息，若无并发症，24 h 内应鼓励患者在床上进行肢体活动，若无低血压，第 3 天可在病房内走动；梗死后的 4 ～ 5 d 逐步增加活动直至每天 3 次步行 100 ～ 150 m。活动以不出现胸闷气促为原则。限制探视，减少干扰，安慰患者，稳定患者情绪。

饮食护理：在最初 2 ～ 3 d 应以流质为主，以后随着症状的减轻而逐渐过渡到低钠、低脂、低胆固醇清淡饮食，提倡少食多餐。

排便护理：进食清淡易消化含纤维素丰富的食物，每日清晨给予蜂蜜 20 mL 加适量温开水同饮；适当进行腹部按摩（按顺时针方向）；遵医嘱给予通便药物如麻仁丸、酚酞片等，必要时使用开塞露。嘱患者勿用力排便，以防诱发心力衰竭、肺梗死甚至心搏骤停。

2.病情观察

安置患者于冠心病监护病房（CCU），密切监测心电图、血压、呼吸、意识、皮肤黏膜色泽、心率、心律及尿量等；对于严重心力衰竭者还需监测肺毛细血管楔压和中心静脉压；备好除颤器和各种急救药品；若发现心律失常、心力衰竭和休克等早期征象应立即报告医生并协助抢救。

3.用药护理

使用吗啡或哌替啶，注意有无呼吸抑制、脉搏加快、血压下降等不良反应；硝酸酯类药物随时监测血压变化，严格控制静脉输液量和滴速；溶栓前需询问患者有无活动性出血、脑血管病等溶栓禁忌证，检查血常规、出血和凝血时间及血型；溶栓过程中应观察有无过敏反应，如寒战、发热、皮疹，低血压和出血等，严重时应立即终止治疗；注意观察溶栓疗效，可根据下列指标间接判断溶栓成功：①心电图抬高的 ST 段 2 h 内回降大于 50%；②胸痛 2 h 内基本消失；③2 h 内出现再灌注性心律失常；④血清 CK-MB 峰值提前出现（14 h 内）。

4.心理护理

专人守护患者，给予心理支持。医护人员进行各项抢救操作时，应沉着、冷静、正确和熟练，给患者以安全感。协助患者和家属提高应对疾病的能力。

第五节　循环系统其他疾病患者的护理

一、心脏瓣膜病患者的护理

心脏瓣膜病是由于炎症、退行性改变、黏液样变性、先天性畸形、缺血性坏死、创伤等原因引起单个或多个心脏瓣膜结构异常，即粘连、增厚、变硬、挛缩等，并可累及腱索和乳头肌，导致瓣膜口狭窄和（或）关闭不全。最常受累为二尖瓣，其次为主动脉瓣。临床上最常见的为风湿热所致的风湿性心脏病，该病与甲 A 群乙型溶血性链球菌反复感染有关。主要介绍风湿性心脏病。

风湿性心脏病简称风心病，是指风湿热后所遗留下来的以心脏瓣膜病变为主的心脏病。风心病在中国较常见，主要累及 40 岁以下的人群，女性略多于男性。在慢性瓣膜病的基础上，可以有急性风湿炎症的反复发作，称为风湿活动，反复的风湿活动可使原有的瓣膜病变进一步加重。病变早期，心脏尚能通过代偿维持其正常的功能状态，一旦代偿功能不全，便出现心力衰竭。

（一）护理评估

1.健康史

通常，从初次发生风湿性心肌炎到出现明显的风心病的症状可长达20年。由于目前临床上典型的风湿热已很少见，故在对患者健康史的询问中很难了解到详细的有关资料，但仍应仔细询问患者以往是否曾有咽喉部、扁桃体感染史。反复的风湿活动、呼吸道感染、妊娠与分娩、感染性心内膜炎等是促使病情加重、心功能恶化的主要诱因，在评估时应注意这方面的因素并收集患者心功能变化的情况。

2.身体状况

（1）二尖瓣狭窄

血流动力学改变：正常成人二尖瓣口面积为 $4 \sim 6 \ cm^2$，当瓣口面积减至 $2 \ cm^2$ 以下且心室舒张时，由于二尖瓣狭窄，左心房流入左心室血流受阻，不能排空，左心房压力升高，左心房代偿性扩张肥厚以加强收缩，增加瓣口血流量；瓣口面积小于 $1.5 \ cm^2$ 甚至不足 $1.0 \ cm^2$，左心房扩张超过代偿极限，左心房内压力持续升高，从而发生左心房衰竭甚至肺淤血。长期的肺循环压力升高导致肺动脉高压，可引起右心室肥厚甚至右心衰竭。

症状：①呼吸困难：为最常见的早期症状；开始出现在劳动、活动或用力时，以后随着狭窄的加重，日常活动即可出现呼吸困难，重者呈端坐呼吸；当有劳累、情绪激动、呼吸道感染、妊娠、快速心房颤动等诱因时，可诱发急性肺水肿。②咳嗽、咯血：咳嗽多在夜间睡眠时及劳动后发生，多为干咳；咯血常见，急性肺水肿时咳粉红色泡沫样痰。③食欲减退、腹胀、肝区胀痛、下肢水肿：由右心衰竭致体循环淤血所致。

体征：①二尖瓣面容见于严重二尖瓣狭窄的患者。②心尖部可触及舒张期震颤。③心尖区舒张中晚期隆隆样杂音是二尖瓣狭窄最重要的体征。④心尖区第一心音亢进呈拍击样及二尖瓣开瓣音，存在则提示瓣膜仍有一定的柔顺性和活动力，这对决定手术方式有一定的参考意义。⑤肺动脉瓣区第二心音亢进、分裂。

并发症：①心律失常：以心房颤动最常见，开始为阵发性，以后可发展为持久性，常可诱发心功能不全、栓塞、急性肺水肿等。②充血性心力衰竭和急性肺水肿：充血性心力衰竭是心脏瓣膜病最常见的并发症，也是本病主要死亡原因之一；呼吸道感染是常见诱因；急性肺水肿是重度二尖瓣狭窄的严重并发症。③栓塞：以脑栓塞最常见，亦可发生于四肢、肠、肾、脾等脏器；栓子多来源于扩大的左心房，伴心房颤动者更易发生。④肺部感染：肺静脉压力增高及肺淤血易合并肺部感染，出现肺部感染后又可加重或诱发心力衰竭。⑤感染性心内膜炎，较少见；常见致病菌为草绿色链球菌，临床常有发热、寒战、皮肤黏膜淤点、进行性贫血，病程长的患者可出现脾大、杵状指等表现。

（2）二尖瓣关闭不全

血流动力学改变：当左心室收缩时，由于二尖瓣关闭不全，部分血液反流入左心房，左心房容量负荷增加，左心房扩大；心室舒张时，左心室接受左心房过多的血液造成左心室容量负荷增加；左心室逐渐扩大、肥厚，最终引起左心衰竭。

症状：由于左心室代偿能力强，故二尖瓣关闭不全的代偿期很长，但一旦发生心力衰竭，则进展迅速。轻度关闭不全者可无明显症状，严重关闭不全者可出现乏力、呼吸困难、端坐呼吸等，活动耐力明显下降。咯血较少见，晚期可出现右心功能不全的表现。

体征：①心尖区全收缩期粗糙的吹风样杂音是二尖瓣关闭不全的最重要体征，杂音向左腋下、左肩胛下区传导；②心尖区第一心音减弱；③肺动脉瓣区第二心音亢进；④心尖冲动向左下移位，触诊呈抬举性。

并发症：与二尖瓣狭窄相似，但出现较晚。感染性心内膜炎较多见，栓塞少见。

（3）主动脉瓣狭窄

血流动力学改变：主动脉瓣狭窄后，收缩期左心室阻力增加，逐渐引起左心室肥厚，导致左心室舒张期顺应性下降，舒张期末压力增高。最终由于室壁应力增高、心肌缺血和纤维化等导致左心衰竭。因左心室排血量显著减少，使冠状动脉和脑供血不足。

症状：症状出现晚，轻者多无明显症状，劳力性呼吸困难、晕厥和心绞痛为典型主动脉瓣狭窄三联征。心绞痛主要由心肌缺血所致，晕厥由脑缺血引起。当左心衰竭时出现呼吸困难，劳力性呼吸困难为常见的首发症状。

体征：①主动脉瓣区粗糙而响亮的喷射性收缩期杂音是主动脉瓣狭窄的最重要体征，杂音向颈动脉传导。②收缩压降低，脉压缩小。

并发症：心力衰竭多见，50%～70%的患者死于充血性心力衰竭。

（4）主动脉瓣关闭不全

血流动力学改变：当主动脉瓣关闭不全时，主动脉内血液在舒张期反流入左心室，使左心室舒张期容量负荷增加，左心室扩大，离心性肥厚，最后引起左心衰竭。此时主动脉内血液大量反流，舒张压下降；而在左心室收缩时，左心室大量血液进入主动脉使收缩压升高，故脉压增大。

症状：早期无症状，或仅有心悸、心前区不适、头部动脉搏动感等。病变严重时出现劳力性呼吸困难等左心衰竭的表现。

体征：①心尖冲动向左下移位，呈抬举性心尖冲动；②胸骨左缘第3、4肋间可闻及舒张期叹气样杂音，向心尖部传导；③脉压增大出现周围血管征，如水冲脉、毛细血管搏动征、股动脉枪击音、听诊器轻压股动脉闻及双期杂音（Duroziez征）、随心脏搏动的点头征。

并发症：充血性心力衰竭多见，也是主动脉瓣关闭不全患者的主要死亡原因。感染性心内膜炎亦可见，栓塞少见。

3. 心理状况

风湿性心瓣膜病在瓣膜损害早期、心功能尚处于代偿阶段时症状不明显，患者思想上常不重视，个体防御意识较差。随着瓣膜损害的加重，心力衰竭的表现和各种并发症逐渐出现，活动耐力逐渐下降，甚至丧失劳动力，患者的性格逐渐发生改变，容易烦躁和焦虑，甚至会产生悲观厌世的情绪。

4. 辅助检查

超声心动图检查：该项检查是最敏感和特异性的诊断方法。二尖瓣狭窄 M 型超声显示二尖瓣呈城墙样改变。二维超声可显示瓣膜的形态特征，有助于确定病因。用连续多普勒可测得瓣膜血流速度，从而可计算跨瓣压差和瓣口面积，脉冲式多普勒和彩色多普勒可测得关闭不全时的血液反流束及反流程度等。

胸部 X 线检查：二尖瓣狭窄见左心房增大及右心室增大，由于左心房增大、肺动脉高压，使心腰部膨出，心影呈梨形；二尖瓣关闭不全可见左心房及左心室增大；主动脉瓣狭窄可见左心室增大和主动脉瓣钙化影；主动脉瓣关闭不全见左心室增大，心影呈靴形。

心电图检查：二尖瓣狭窄主要为左心房增大（出现双峰型 P 波，即二尖瓣型 P 波）和右心室增大的表现；二尖瓣关闭不全主要显示左心室肥厚和劳损；主动脉瓣狭窄和关闭不全均可显示左心室肥大的图形。此外，可出现各种类型的心律失常，以心房颤动最常见。

（二）护理诊断

活动无耐力：与心输出量减少、冠状动脉灌注不足等有关。

有感染的危险：与长期肺淤血、呼吸道抵抗力低下、风湿活动等有关。

知识缺乏：与患者不了解疾病过程，治疗手段、药物性能等有关。

焦虑：与病程漫长、长期住院、疗效不佳，导致精神和经济负担加重有关。

潜在并发症：充血性心力衰竭、心律失常、栓塞、感染性心内膜炎。

（三）护理措施

1. 一般护理

休息与活动：风湿活动时应卧床休息，左房内有巨大附壁血栓者应绝对卧床休息。

饮食护理：给予高热量、高蛋白、高维生素、易消化饮食，并发心力衰竭时应限制钠盐摄入。

2. 病情观察

观察患者生命体征及意识变化，有无风湿活动的表现及是否出现心力衰竭的表现，如呼吸困难、乏力、食欲减退、尿量减少等症状及肺部湿啰音、颈静脉怒张、下肢水肿等体征；观察脉搏、心率、心律的变化，以便及时发现心律失常。密切观察有无栓塞征象，脑栓塞可出现偏瘫，四肢动脉栓塞可出现肢体剧烈疼痛，肾动脉栓塞可出现剧烈腰痛，肺动脉栓塞可出现突然剧烈胸痛和呼吸困难等。一旦发生，立即报告医生。

3. 并发症护理

①充血性心力衰竭。积极预防和控制感染，纠正心律失常，避免过度劳累和情绪激动，以免诱发心力衰竭。保持有规律的生活，根据病情适当进行体育锻炼，提高机体抵抗力。一旦出现心力衰竭的表现，则按心力衰竭护理。

②心律失常。最常见的心律失常为心房颤动。应注意稳定患者情绪，避免各种诱因。心室率不快者一般症状不明显，不需要处理；心室率较快的，常口服地高辛来减慢心率，应教患者学会听诊心率和检查脉搏的方法，以便调整用药，一般使心室率控制在休息状态下70次/分左右、活动状态下90次/分左右为宜。用药期间注意洋地黄的毒副作用。

③栓塞。患者应遵医嘱使用抗血小板聚集的药物，若超声心动图检查提示左心房扩大并有巨大附壁血栓者应严格卧床休息，以防血栓脱落。卧床时间较长的患者，如病情允许，应鼓励并协助其在床上活动或下床活动，每天用温水泡脚或按摩下肢，防止下肢深静脉血栓形成。密切观察有无栓塞的征象，一旦出现，应立即报告医生，并配合医生抢救，做好相应的护理。

④感染性心内膜炎。当患者出现不明原因的发热、皮肤黏膜瘀点、贫血、脾大、杵状指及栓塞等表现时，应警惕是否发生了感染性心内膜炎，及时通知医生并遵医嘱采血做血培养检查。遵医嘱正确使用抗生素。

4. 用药护理

遵医嘱给予抗风湿药、抗生素、洋地黄制剂、利尿剂、抗心律失常药、抗凝血药，注意药物疗效及不良反应。

5. 心理护理

积极向患者及家属解释病情，告诉病因和病程进展的特点，做好长期与疾病斗争以控制病情进展的思想准备；保持情绪稳定，心情舒畅；有手术适应证者劝其尽早择期手术，以免失去最佳时机。

二、感染性心内膜炎患者的护理

感染性心内膜炎是指各种病原微生物经血行途径引起的心内膜、心瓣膜或邻近大动脉内膜的炎症，其特征是心瓣膜上赘生物形成。赘生物是大小不等、形状不一的血小板和纤维素团块，内含微生物和炎症细胞。瓣膜是最常受累部位。根据病程，分为急性感染性心内膜炎和亚急性感染性心内膜炎，后者临床常见。前者主要由金黄色葡萄球菌引起，全身中毒症状明显，病情发展快，数天或数周引起瓣膜损害，迁移性感染多见；后者主要由草绿色链球菌引起，中毒症状轻，病程长，可数周至数月，迁移性感染少见。根据受累瓣膜类型，可分为自体瓣膜心内膜炎、人工瓣膜心内膜炎和静脉药瘾者心内膜炎。这里主要阐述自体瓣膜心内膜炎。

（一）病因与发病机制

感染性心内膜炎主要发生于原有心脏病基础上，最常见于心脏瓣膜病，尤以二尖瓣狭窄和主动脉瓣关闭不全最多见；其次是先天性心脏病如室间隔缺损、动脉导管未闭、法洛四联症者。

急性感染性心内膜炎主要由金黄色葡萄球菌引起，少数由肺炎链球菌、淋球菌、A群链球菌和流感杆菌所致。亚急性感染性心内膜炎以草绿色链球菌感染最常见，其次为D群链球菌、表皮葡萄球菌。

（二）护理评估

1.健康史

评估患者有无心脏瓣膜病、先天性心脏病等病史；发病前有无上呼吸道感染、咽峡炎、扁桃体炎、肠道感染等；近期是否做过拔牙或扁桃体摘除术、心脏手术、人工流产、器械检查等；有无静脉药瘾史。

2.身体状况

（1）症状

①发热：本病最常见的症状。亚急性者起病隐匿，多表现为弛张性低热，一般不超过39℃，以午后和夜间明显，伴全身乏力、食欲缺乏、头痛、肌肉关节酸痛、体重减轻等症状。急性者常有急性化脓性感染，呈暴发性败血症过程，全身中毒症状极为明显，有高热寒战。突发心力衰竭较为常见。

②动脉栓塞：多见于疾病后期，但也有少数患者为首发症状。与赘生物脱落有关，可发生在机体的任何部位，如脑、心、脾、肾、肠系膜及四肢，以脑栓塞最为常见。右心内膜炎的赘生物脱落可引起肺栓塞，表现为突然咳嗽、呼吸困难、咯血或胸痛等症状。

③非特异性症状：如脾大、贫血等，部分患者可见杵状指（趾）。

（2）体征

①心脏杂音：多数患者可闻及心脏杂音，由基础心脏病和（或）心内膜炎导致瓣膜损害所致。

②周围体征：多为非特异性，可能是微血管炎或微栓塞所致。周围体征包括：第一，淤点，多见于病程长者，可出现于任何部位，以锁骨上皮肤、口腔黏膜和睑结膜常见；第二，指（趾）甲下线状出血；第三，Roth斑，为视网膜的卵圆形出血斑，其中心呈白色，多见于亚急性者；第四，Osler结节，为指（趾）垫出现的豌豆大的红或紫色痛性结节，较常见于亚急性感染；第五，Janeway损害，为手掌和足底处直径 1～4 mm 的无痛性出血红斑，主要见于急性患者。

（3）并发症

①心脏并发症：心力衰竭最常见，主要由瓣膜关闭不全所致，以主动脉瓣受损患者最多见。其次可并发心肌脓肿、急性心肌梗死、化脓性心包炎和心肌炎等。

②细菌性动脉瘤：多见于亚急性患者，受累动脉主要为近端主动脉、脑、内脏和四肢动脉。

③迁移性脓肿：多见于急性患者，常发生于肝、脾、骨髓和神经系统。

④神经系统：约1/3患者有神经系统受累表现，如脑栓塞、脑细菌性动脉瘤、脑出血、中毒性脑病、化脓性脑膜炎、脑脓肿等，其中脑栓塞约占1/2，最常累及大脑中动脉及其分支。

⑤肾脏：大多数患者有肾脏损害，包括肾动脉栓塞、肾梗死、肾小球肾炎、肾脓肿等。

3. 心理状况

本病病情较重，治疗时间较长，有累及多个器官的可能，导致患者和家属产生紧张、焦虑情绪；患者可因并发症的出现，担心疾病预后而惶惶不安。

4. 辅助检查

血液检查：亚急性者常呈正细胞正色素性贫血，白细胞计数正常或轻度升高，急性者常有白细胞计数增多和中性粒细胞比例增大，核左移；红细胞沉降率几乎均增快。

尿液检查：常有镜下血尿和轻度蛋白尿。肉眼血尿提示肾梗死。红细胞管型和大量蛋白尿提示弥漫性肾小球肾炎。

影像学检查：X线检查可了解心脏外形、肺部表现等。CT检查有助于脑梗死、脑脓肿和出血的诊断。

心电图检查：可发现各种心律失常、典型急性心肌梗死改变等。

超声心动图检查：可清楚显示赘生物的大小及位置，有无瓣叶破裂、腱索断裂、瓣周脓肿和心包积液等，对明确诊断、判断预后及指导治疗有重要价值。经食管超声心动图（TEE）可显示＜5 mm的赘生物，敏感性高达95%。

（三）护理诊断

体温过高：与感染有关。

营养失调：低于机体需要量与长期发热导致机体消耗过多有关。

焦虑：与病情反复、疗程长、发热、出现并发症有关。

潜在并发症：心力衰竭、动脉栓塞。

（四）护理措施

1. 一般护理

急性患者应卧床休息，保持病室环境清洁，空气新鲜。注意保暖，保持口腔、皮肤清洁，避免呼吸道、皮肤感染。给予高热量、高蛋白、高维生素、易消化的半流质或软食，做好口腔护理，以促进食欲，补充营养。

2. 病情观察

①观察体温及皮肤黏膜变化。每 4 ～ 6 h 测体温 1 次，准确绘制体温曲线，以判断病情进展及治疗效果；观察患者皮肤情况，检查有无指（趾）甲下线状出血、手掌和足底无痛性出血红斑、Osler 结节等周围体征。

②观察心率、心律、血压的变化。注意心脏杂音的部位、强度、性质有无改变，如有新杂音出现、杂音性质改变，往往与赘生物导致瓣叶破损、穿孔或腱索断裂有关。

③观察栓塞征象。脑栓塞出现神志和精神的改变、偏瘫、失语、抽搐或昏迷等；肾栓塞出现腰痛、血尿等；肺栓塞突然发生胸痛、呼吸困难、发绀和咯血等；脾栓塞出现左上腹剧痛；肢体动脉栓塞表现为肢体突发剧烈疼痛、皮肤温度降低、动脉搏动减弱或消失等。

3. 发热护理

高热患者应卧床休息，给予物理降温如冰袋、温水擦浴等，记录降温后的体温变化。及时更换被汗浸湿的衣物、床单、被套，患者出汗较多时可在衣服与皮肤之间垫以柔软毛巾，便于及时更换，避免因频繁更衣导致患者受凉。患者高热、大汗时应及时补充水分，必要时补充电解质，以维持水、电解质的平衡。加强口腔护理，防止感染，增进食欲。

4. 正确采集血标本

正确采集合格的血培养标本对明确诊断和合理选用抗生素至关重要，告知患者暂时停用抗生素和反复多次采血的必要性，以取得患者的理解与配合。留取血培养标本方法如下：①未经治疗的亚急性患者，应在第一日每隔 1 h 采血 1 次，共 3 次，如次日未见细菌生长，重复采血 3 次后，开始抗生素治疗；②已用过抗生素者，应在停药 2 ～ 7 d 采血；③采血的最佳时间为体温上升时，每次取静脉血 10 ～ 20 mL 做需氧和厌氧培养，至少应培养 3 周。

5. 用药护理

遵医嘱使用抗生素治疗，观察药物疗效。告诉患者病原菌隐藏在赘生物内和内皮下，需坚持大剂量、长疗程的抗生素治疗才能杀灭，需严格按时间、剂量准确地使用，以确保维持有效的血药浓度。注意保护静脉，可使用静脉留置针，以保证完成长期治疗。

6. 心理护理

加强与患者的沟通，多安慰鼓励，对于患者提出的顾虑，应耐心解释，帮助患者树立信心，使其积极配合治疗。

第五章 消化系统疾病患者的护理

第一节 消化系统生理与症状护理基础

一、消化系统的解剖结构和生理功能

（一）食管

食管是连接口腔、咽腔和胃的通道。其功能是把食物和唾液等运到胃内。食管在起始部、与左主支气管交叉处和穿越横膈处有3个生理狭窄，是异物嵌顿和肿瘤好发部位，行食管插管时应注意这些狭窄；食管壁由黏膜、黏膜下层和肌层组成，无浆膜层，门静脉高压症时食管下段静脉曲张，破裂时可引起大出血。

（二）胃

胃分为贲门部、胃底、胃体和幽门部四个部分，上端与食管相接处为贲门，下端与十二指肠相接处为幽门。通过胃蠕动和胃液分泌对食物进行机械性和化学性消化。胃壁分为4层，即黏膜、黏膜下层、肌层和浆膜层（为腹壁脏层）。黏膜层含有丰富的腺体，有贲门腺、胃腺、幽门腺，由三种主要细胞组成。

1. 壁细胞

分泌盐酸和内因子。盐酸能激活胃蛋白酶原使其成为具有活性的胃蛋白酶，提供该酶生物活动所需要的酸性环境，使蛋白质变性而易于水解；盐酸还可杀灭随食物进入胃内的细菌。盐酸分泌过多会侵袭胃十二指肠黏膜，是消化性溃疡发病的主要因素之一。内因子与食物中的维生素 B_{12} 结合，使其被回肠末端黏膜吸收。如内因子缺乏，则可引起巨幼细胞贫血。

2. 主细胞

分泌胃蛋白酶原，胃蛋白酶原在盐酸或已活化的胃蛋白酶作用下转变为具有活性的胃蛋白酶，参与蛋白质的消化。

3. 黏液细胞

分泌碱性黏液，中和胃酸保护胃黏膜，防止胃酸和胃蛋白酶对胃黏膜侵蚀。胃的主要功能是暂时贮存食物，通过胃蠕动将食物与胃液充分混合，形成食糜，并促使胃内容物排入十二指肠。胃完全排空一餐混合性食物一般需 4～6 h。

（三）小肠

其包括十二指肠、空肠和回肠。十二指肠分为四段，依次为十二指肠球部、降部、横部、升部。其中球部为消化性溃疡的好发部位。胆总管与胰管汇合或分别开口于降部内后侧壁十二指肠乳头的顶部，胆汁和胰液由此进入十二指肠。升部与空肠相连，构成十二指肠空肠曲而移行于空肠。空肠与回肠之间无明显界限。小肠主要功能是消化和吸收。

（四）大肠

大肠分为盲肠及阑尾、结肠和直肠三部分。大肠的主要功能是吸收水分和电解质。同时为消化后的食物残渣提供暂时的储存场所。

（五）肝胆

肝脏是人体内最大的消化腺，是机体代谢的枢纽，人体内许多物质代谢都在肝内进行。其主要功能有：①分泌胆汁；②肝脏是碳水化合物、蛋白质、脂肪和维生素合成代谢的最主要场所；③肝脏是机体的主要解毒器官；④代谢胆红素，肝脏担负胆红素的摄取、结合、运转和分泌的功能，当肝脏受到各种因素损害超出其代偿能力时，将导致机体一系列的代谢障碍并出现相应的症状与体征。严重者导致肝功能衰竭而危及生命。胆道系统开始于肝细胞间的毛细胆管，毛细胆管集合成小叶间胆管，并汇合成左右肝管出肝。左右肝管出肝后汇合成肝总管，并与胆囊管会合成胆总管，开口于十二指肠降部。胆管的作用是运输和排泄胆汁，胆囊的作用是浓缩胆汁和调节胆流。

（六）胰腺

胰腺是腹膜后器官，分为头、体、尾3个部分。胰腺具有外分泌和内分泌2种功能。外分泌物主要是胰液，其无机成分作用是中和胃酸以保护肠黏膜；有机成分主要是胰淀粉酶、胰脂肪酶、胰蛋白酶和糜蛋白酶。分别为水解淀粉、脂肪和蛋白质这3种食物成分的消化酶。如各种原因使胰液分泌不畅或分泌过多，溢出胰管的消化酶被激活，则会产生胰腺组织自身消化的化学性炎症。

（七）胃肠的神经内分泌调节

中枢神经系统可直接或间接影响消化系统的运动、分泌功能，并受肠神经系统支配。精神因素可以通过影响脑—肠轴引起胃肠功能障碍。

二、消化系统常见症状体征的护理

（一）恶心、呕吐

恶心、呕吐是消化系统疾病的常见症状。恶心常为呕吐的前驱症状，但两者也可单独发生。

1. 护理评估

病史：应了解患者恶心、呕吐的原因，发生的时间、频率，呕吐的方式，与进食、药物、运动、情绪的关系，呕吐物的性状、量、颜色和气味以及呕吐后症状改善情况，是否伴有腹痛、腹泻、发热等。有无水、电解质及酸碱平衡紊乱等营养与代谢型态的改变。

身心状况：生命体征、神志、营养状况；是否伴有面色苍白、呼吸急促、脉搏增快或减慢、出冷汗等表现；有无因食欲缺乏所致的营养不良、体重减轻的表现；患者的精神状态，有无焦虑、抑郁、恐惧、不安等情绪变化。

辅助检查：可做 X 线钡餐、胃镜、腹部 B 超、血糖、血尿素氮、呕吐物毒物分析或细菌培养，水、电解质等检查。

2. 护理诊断

体液不足：与大量呕吐导致体液丢失过多有关。

营养失调：低于机体需要量。与频繁呕吐、食物摄入量不足有关。

活动无耐力：与长期呕吐导致水、电解质丢失有关。

焦虑：与频繁呕吐、不能进食有关。

潜在并发症：窒息、肺部感染等。

3. 护理措施

定时测量和记录生命体征。

保持环境的清洁，及时清理呕吐物。

呕吐时协助患者坐起或侧卧位，使其头部偏向一侧，取容器接呕吐物；呕吐停止后及时给患者漱口。

鼓励患者进食易消化的食物，少量多餐。

对呕吐持续时间较长的患者，应严密观察并准确记录入水量、进食量、尿量、排便量、呕吐的量及出汗情况，以供输液参考。

遵医嘱静脉输液补充水分及营养物质。

关心、体贴患者，耐心解答患者及其亲属提出的问题，消除其紧张情绪。指导患者深呼吸、听音乐等方法转移患者注意力，减少呕吐的发生。

（二）腹痛

腹痛多因消化器官膨胀、肌肉痉挛、腹膜刺激、血供不足等因素牵拉腹膜，或压迫神经所致，表现为不同性质的疼痛和腹部不适感。

1. 护理评估

病史：了解患者腹痛发生的原因或诱因，起病急骤或缓慢，疼痛的部位、性质和程度，疼痛持续时间，发作时与体位、进食、活动的关系，有无放射和转移性痛，有无伴随症状，有无恶心、呕吐、腹泻、呕血、便血、血尿、发热等；有无精神紧张、焦虑不安等反应。既往有无类似发作，慢性腹痛患者有无规律性发作。

身心状况：注意患者的生命体征、神志、神态、体位，以评估患者腹痛的程度；腹部检查应注意腹部的外形、腹壁静脉、有无肠型及胃肠蠕动波,有无压痛、反跳痛、肌紧张,有无包块及包块的性质;叩诊有无移动性浊音;听诊肠鸣音有无改变;有无精神紧张、焦虑不安等心理反应。

辅助检查:可做大便隐血试验,血、尿淀粉酶测定,必要时需做 X 线检查、消化道内镜检查等。

2. 护理诊断

疼痛:腹痛,与腹腔脏器或腹外脏器的炎症、缺血、梗阻、溃疡、肿瘤或功能性疾病有关。

焦虑:与剧烈腹痛、反复或持续腹痛不易缓解有关。

3. 护理措施

严密观察并记录患者腹痛的部位、程度及性质,发作的时间、频率,持续时间,以及相关疾病的其他临床表现。

急性剧烈腹痛患者应卧床休息,要加强巡视,随时了解和满足患者所需,做好生活护理。

协助患者采取适当的体位以减轻疼痛并有利于休息,烦躁不安者采取防护措施,防止患者坠床。根据具体情况选择缓解疼痛的方法,如指导式想象(利用一个人对某特定事物的想象而达到特定的正向效果,如回忆一些有趣的往事可转移对疼痛的注意)、分散注意力、音乐疗法、局部热敷(急腹症除外)、针灸等。

遵医嘱合理应用药物止痛,但注意急性剧烈腹痛诊断未明时,不可随意使用镇痛药物,以免掩盖症状,延误病情。

对患者和亲属进行细致全面的心理评估,取得亲属的配合,有针对性地对患者进行心理疏导,以减轻紧张、恐惧心理,稳定情绪,从而增强患者对疼痛的耐受力。

(三)腹泻

腹泻是指排便次数增多,粪质稀薄,常伴有腹痛、大便紧迫感或肛周不适感。

1. 护理评估

病史:注意了解腹泻起病的急缓与病程,腹泻的次数与粪便的性状,腹泻与腹痛的关系及有无其他伴随症状如发热、里急后重、营养不良等。有无诱发因素,如不洁食物、聚餐等病史及精神因素,如紧张、焦虑等,评估腹泻加重、缓解的因素等。

身心状况:注意患者的营养状况,体重的变化,皮肤弹性,生命体征,腹部有无压痛,肠鸣音的情况等。

辅助检查:正确采集新鲜粪便标本作显微镜检查,必要时做细菌学检查。急性腹泻者检测血清电解质、酸碱平衡情况。

2.护理诊断

腹泻：与疾病所致肠道功能紊乱有关。

有体液不足的危险：与大量腹泻引起失水有关。

营养失调——低于机体需要量：与长期慢性腹泻有关。

有皮肤完整性受损的危险：与排便次数增多及排泄物对肛周皮肤的刺激有关。

3.护理措施

严密观察病情变化，准确记录患者排便次数、量及性状以及每日输入液量，观察有无伴随症状及患者的全身情况。

给予少渣、易消化、低脂、低纤维素饮食，避免生冷、刺激性食物；根据病情给予禁食、流质、半流质或软食。

指导患者注意腹部保暖，可给予热水袋热敷以减少排便次数及减轻腹泻伴随的腹痛症状。

指导患者做好肛周皮肤护理。排便后用温水清洗肛周，保持清洁干燥，必要时涂抹无菌凡士林油以保护肛周皮肤。

遵医嘱给予病因治疗及止泻药物，注意观察药物的作用及不良反应。

做好心理护理，消除患者的焦虑、紧张情绪。

第二节 上消化道疾病患者的护理

一、胃炎患者的护理

胃炎是各种原因引起的胃黏膜炎症，为最常见的消化系统疾病之一。按临床发病的缓急，一般可分为急性胃炎和慢性胃炎两大类型。

（一）急性胃炎患者的护理

急性胃炎是指由多种病因引起的急性胃黏膜炎症。临床上急性发病，常表现为上腹部症状。其主要病理改变为胃黏膜充血、水肿、糜烂和出血，病变可局限于胃窦、胃体或弥漫分布于全胃。

1.病因与发病机制

理化因素：以药物造成的胃黏膜炎症常见，最常引起胃炎的药物是非甾体抗炎药如阿司匹林、吲哚美辛等，机制是抑制环氧化酶活性，阻碍前列腺素的合成，削弱后者对胃黏膜的保护作用；其他如酒精、铁剂、氯化钾口服液、抗肿瘤药等均引起黏膜浅表损伤。胆汁反流性胃炎是内源性化学性炎症，胆汁和胰液中的胆盐和磷脂酶 A 及其他胰酶可破坏残胃黏膜，产生多发性糜烂。

急性应激：可由严重的脏器疾病、大手术、大面积烧伤、脑出血、休克等引起。其确切机制尚未明确，但多数认为在应激状态下胃黏膜缺血、缺氧导致胃黏膜黏液和碳酸氢盐分泌不足、局部前列腺素合成不足、上皮细胞再生能力减弱等改变，胃黏膜屏障破坏和 H^+ 反弥散进入黏膜是主要的发病因素。

2. 临床表现

不同原因所致者引起的临床表现不尽一致。轻者多无明显症状，少数有上腹部不适、腹胀等消化不良的表现。急性糜烂出血性胃炎患者多以突然发生的呕血和黑便的上消化道出血症状而就诊。严重者伴头昏、乏力、晕厥等。体格检查：轻者上腹部可有压痛；重者面色苍白、血压下降和脉搏细速等。

3. 护理评估

健康史：询问患者有无服用非甾体抗炎药、抗肿瘤药史，以及有无各种应激状况。患者呕血及黑便的情况如何。

身体评估：评估患者的生命体征；上腹部疼痛的情况，即压痛的部位、程度，有无反跳痛。

实验室及其他检查：大便潜血是否阳性，胃镜检查结果如何。

心理及社会评估：患者因疼痛、病情突然发作尤其是应激造成者，易出现担心、抑郁等不良的心理反应，并评估家属对疾病认识及对患者的态度。

4. 护理诊断

知识缺乏：缺乏疾病病因及防治知识。

疼痛：与胃黏膜急性炎症有关。

焦虑：与病情反复、应激状况出血有关。

潜在并发症：上消化道大出血。

5. 护理措施

病情观察：观察患者疼痛的部位、程度，是否有呕血、黑便；有无诱因及病因，并是否已清除致病的病因及诱因。

生活护理：嘱患者注意休息减少活动，对急性应激造成者应卧床休息；指导患者合理进食，一般进少渣、温热半流质饮食。如少量出血可给牛奶、米汤等以中和胃酸，有利于黏膜的修复。

用药护理：避免使用对胃黏膜有损害的药物如阿司匹林、吲哚美辛等，指导患者正确服用有关药物，如制酸剂、胃黏膜保护剂。

对症护理：患者出现疼痛时，遵医嘱给药，给患者提供舒适的体位，并指导患者使用放松术。若有出血，按上消化道出血护理。

心理护理：由于严重疾病引起的急性应激而导致出血的患者，情绪往往紧张、恐惧。护理人员应耐心向患者解释病情，做好心理疏导，解除其恐惧心理，保证患者身心得到休息。

（二）慢性胃炎患者护理

慢性胃炎是指多种病因所致的胃黏膜慢性炎症，主要组织病理学特征是炎症、萎缩和肠化生。根据病理组织学改变和病变在胃的分布部位，结合可能病因，将慢性胃炎分为浅表性（又称非萎缩性）、萎缩性和特殊类型三大类。

1. 病因与发病机制

慢性胃炎的病因和发病机制尚未完全阐明，可能与下列因素有关。

幽门螺杆菌感染：目前认为幽门螺杆菌感染是慢性浅表性胃炎最主要的病因。其机制是：幽门螺杆菌具有鞭毛结构，可在胃内黏液层中自由活动，并依靠其黏附素与胃黏膜上皮细胞紧密接触；幽门螺杆菌分泌高活性的尿素酶，可分解尿素产生 NH_3，而中和胃酸，即形成了有利于幽门螺杆菌定居和繁殖的中性环境，又损伤了上皮细胞膜；幽门螺杆菌分泌的空泡毒素蛋白可使上皮细胞受损，细胞毒素相关基因蛋白能引起强烈的炎症反应；幽门螺杆菌菌体胞壁可作为抗原产生免疫反应。这些因素的长期存在导致胃黏膜的慢性炎症。

刺激性食物和药物：长期服用对胃黏膜有强烈刺激的饮食及药物，如浓茶、烈酒、辛辣或水杨酸盐类药物，或食时不充分咀嚼，粗糙食物反复损伤胃黏膜，或过度吸烟所致。

免疫因素：免疫功能的改变在慢性胃炎的发病上已普遍受到重视，萎缩性胃炎，特别是胃体胃炎患者的血液、胃液或在萎缩黏膜内可找到壁细胞抗体；胃萎缩伴恶性贫血患者血液中发现有内因子抗体，说明自身免疫反应可能是某些慢性胃炎的有关病因。

2. 临床表现

慢性胃炎缺乏特异性症状，症状的轻重与胃黏膜的病变程度并非一致。大多数患者常无症状或有程度不同的消化不良症状如上腹隐痛、食欲减退、餐后饱胀、反酸等。慢性萎缩性胃炎患者可有贫血、消瘦、舌炎、腹泻等，个别患者伴黏膜糜烂者上腹痛较明显，并可有出血，如呕血、黑便。症状常反复发作，无规律性腹痛，疼痛经常出现于进食过程中或餐后，多数位于上腹部、脐周、部分患者部位不固定，轻者间歇性隐痛或钝痛、严重者为剧烈绞痛。

3. 辅助检查

胃镜及胃黏膜活组织检查：是最可靠的诊断方法。通过胃镜在直视下观察黏膜病损，在充分活组织检查基础上以组织病理学诊断明确病变类型，并可检测幽门螺杆菌。

幽门螺杆菌检测：可采用胃黏膜培养、活检标本切片染色、快速尿素酶试验，后两者是简单、较准确的方法。

血清学检查：自身免疫性胃炎，抗壁细胞抗体和抗内因子抗体可呈阳性，血清促胃泌素水平明显升高。多灶性萎缩性胃炎，血清促胃泌素水平正常或偏低。

4. 护理诊断

知识缺乏：缺乏对慢性胃炎病因和预防知识的了解。

疼痛：与胃黏膜慢性炎症有关。

营养失调：低于机体需要量与食欲减退、呕吐、消化吸收不良有关。

焦虑：与病情迁延，担心癌变有关。

5. 护理措施

（1）一般护理

休息：急性发作期应卧床休息，缓解期进行适当的锻炼，以增强机体抵抗力。

环境：提供安静舒适的环境，避免不良刺激，以利于患者的休息和进食。

饮食护理：帮助患者改变不利于疾病的生活方式和饮食习惯，重建有利于疾病康复的饮食计划，鼓励进食易消化、富含蛋白质、维生素，高热量的饮食，避免辛辣或粗糙的食物，并且少量多餐。

药物护理：按医嘱给药，注意观察药物疗效及不良反应，如出现食欲缺乏、恶心、呕吐等，应通知医生进行处理。

（2）心理护理

多与患者沟通，指导患者通过转移注意力、做深呼吸等方法缓解紧张情绪，详细讲解消除诱因，配合正规治疗的重要性，告知患者本病是可逆的，使其树立治疗信心，消除忧虑、恐惧心理。

（3）健康教育

指导患者消除忧虑、保持良好心态；加强营养、避免生冷、油煎、辛辣等刺激性食物和对胃黏膜有刺激的药物，戒除烟酒；注意劳逸结合，教会患者认识与自身有关的疾病诱发因素；对有肠上皮化生和中度非典型增生患者，应强调定期做胃镜检查和病理检查。

二、消化性溃疡患者的护理

消化性溃疡主要指发生于胃和十二指肠黏膜的慢性溃疡，即胃溃疡和十二指肠溃疡，由于溃疡的形成与胃酸及胃蛋白酶的消化作用有关，故称为消化性溃疡。

（一）病因与发病机制

胃酸分泌过多、幽门螺杆菌感染和胃黏膜保护作用减弱等因素是引起消化性溃疡的主要环节。胃排空延缓和胆汁反流、胃肠肽的作用、遗传因素、药物因素、环境因素和精神因素等，都和消化性溃疡的发生有关。

（二）临床表现

上腹痛是消化性溃疡的主要症状，但少数患者可无症状或症状较轻以致不为患者所注意，而以出血、穿孔等并发症为首发症状。典型的消化性溃疡有如下临床特点：

①慢性过程，病史可达数年至数十年。

②周期性发作与自发缓解相交替，发作期可为数周或数月，缓解期亦长短不一，短者数周，长者数年，发作常有季节性，多在秋冬或冬春之交发病，可因精神情绪不良或过度疲劳而诱发。

③发作时上腹疼痛呈节律性，腹痛多可被进食或服用抗酸药所缓解。

（三）辅助检查

纤维胃镜和胃黏膜活组织检查：是确诊消化性溃疡的首选检查方法。胃镜检查可直接观察溃疡部位、病变大小、性质，并可在直视下取活组织做组织病理学检查和幽门螺杆菌检测。

X线钡餐检查：溃疡的X线直接征象是龛影，是诊断溃疡的重要依据，适用于对胃镜检查有禁忌或不愿接受胃镜检查者。

幽门螺杆菌检测：可通过侵入性（如快速尿素酶试验、组织学检查和幽门螺杆菌培养等）和非侵入性（如 $^{14}C-$ 尿素呼气试验、粪便幽门螺杆菌抗原检测和血清学检测等）方法检测出幽门螺杆菌。

大便隐血试验：隐血试验阳性提示溃疡有活动，如胃溃疡患者持续阳性，应怀疑有癌变的可能。

（四）护理诊断

疼痛：腹痛。与消化性溃疡有关。

营养失调：低于机体需要量。与疼痛致摄入量减少及消化吸收障碍有关。

知识缺乏：缺乏消化性溃疡的病因及预防知识。

焦虑：与溃疡反复发作或出现并发症有关。

潜在并发症：上消化道出血、穿孔、幽门梗阻、癌变。

（五）护理措施

1.一般护理

休息：病情轻者要注意劳逸结合，生活有规律；较重者应卧床休息。

饮食：定时进食，均衡营养。宜选择营养丰富、清淡、易消化的食物。出血量少又无呕吐者，可进食少量流质饮食；溃疡大出血或剧烈呕吐时，应禁食 24～48 h。

疼痛：观察及详细了解患者疼痛的部位、性质、规律，密切注意是否有并发症的发生。

2.用药护理

遵医嘱给予药物治疗，并注意观察疗效及不良反应。

3.疼痛的护理

医生应向患者及亲属讲解引起疼痛的原因，并帮助患者预防或去除加重或诱发疼痛的因素，如避免食用刺激性食物；戒烟酒；停服非甾体抗炎药等。观察疼痛的部位、性质、持续时间以及疼痛与进食的关系，若疼痛加剧或疼痛的节律性发生了改变，应考虑有并发症的发生，配合医生给予相应处理。慢性疼痛者，采用分散注意力、放松、音乐疗法、生物反馈等手段缓解。疼痛较重时嘱患者卧床休息以达到缓解疼痛的目的。

4. 心理支持

加强与患者沟通，向患者说明疾病的规律、治疗计划和效果以及负性情绪与本病的关系，指导患者保持乐观情绪，帮助其学会放松。

第三节　下消化道与肝脏疾病患者的护理

一、肠结核患者的护理

肠结核是结核分枝杆菌侵犯肠道引起的慢性特异性感染，多继发于肠外结核。本病多见于青壮年，女性略高于男性。

（一）病因与发病机制

肠结核主要由人型结核分枝杆菌引起，少数地区因饮用未经消毒的带菌牛奶或乳制品而发生牛型结核分枝杆菌感染。结核分枝杆菌侵犯肠道的途径有：①经口感染；②血行播散；③直接蔓延。结核病的发生是人体与结核分枝杆菌相互作用的结果，当入侵细菌数量多、毒力大，且机体免疫功能低下或肠功能紊乱致局部抵抗力削弱时，才会发病。

（二）临床表现

腹痛：多位于右下腹，可有右下腹压痛，上腹或脐周疼痛系回盲部病变引起的牵涉痛。

腹泻与便秘：溃疡型肠结核的主要症状之一是腹泻，增生型肠结核多以便秘为主要表现。

腹部肿块：肿块位于右下腹，质地中等，比较固定，伴有轻度或中度压痛。

结核毒血症及肠外结核表现：多见于溃疡型肠结核，表现为长期发热、盗汗，并伴有倦怠、消瘦、贫血等表现。

（三）辅助检查

常规检查：结核菌素试验强阳性有助于本病诊断。白细胞一般正常，红细胞沉降率多明显增快，粪便常规检查可见少量脓细胞和红细胞。

X线检查：胃肠钡餐检查或钡剂灌肠检查对肠结核有重要诊断价值。

结肠镜检查：可观察病变的性质及范围，并可做活检，为本病诊断的可靠依据。

（四）护理诊断

疼痛（腹痛）：与结核分枝杆菌侵犯肠壁，结肠痉挛、蠕动增加有关。

营养失调：低于机体需要量，与细菌毒素作用、消化吸收功能障碍、消耗增加有关。

腹泻：与结核分枝杆菌感染致肠功能紊乱有关。

知识缺乏：缺乏肠结核病治疗和护理的知识。

焦虑：与病程长、腹泻、腹痛有关。

（五）护理措施

1. 一般护理

休息：活动性肠结核患者应卧床休息，病情稳定后可逐步增加活动量。提供良好的休息环境。

饮食与营养：鼓励进食高蛋白、高热量、富含维生素、易消化的饮食。腹泻者应少食易发酵的食物及粗纤维食物。肠梗阻患者应禁食。

消毒隔离：患者用过的餐具与用品应及时进行消毒处理。

观察病情：密切观察患者腹泻、呕吐的次数、性状及量；腹痛的性质、程度；观察结核毒血症状及患者的营养状况；并且应早期发现肠梗阻及其他并发症的发生。

2. 对症护理

由肠梗阻所致疼痛加重者，应行胃肠减压。严重腹泻或摄入不足者，注意水、电解质的平衡。

3. 心理护理

医生应向患者介绍本病的基本知识，使其了解早期诊断、坚持正确治疗后病变是可以治愈的，以消除患者焦虑心理。

4. 用药护理

注意按时、按量服用药物，切忌自行间断用药和停药。向患者介绍所用抗结核药的主要不良反应及预防方法。解释药物作用和可能出现的不良反应。

二、结核性腹膜炎患者的护理

结核性腹膜炎是由结核分枝杆菌引起的慢性弥漫性腹膜感染，本病可见于任何年龄，但临床上多见于青壮年，女性略多于男性。

（一）病因与发病机制

本病由结核分枝杆菌引起，多继发于肺结核或体内其他部位的结核病，部分病例可同时发现结核原发病灶。

（二）临床表现

全身症状：常见结核毒血症状，主要是发热及盗汗。后期有消瘦、浮肿、贫血、舌炎、口角炎等营养不良的表现。

腹痛：早期腹痛不明显，以后可出现持续性隐痛或钝痛，也可始终无腹痛。

腹部触诊：腹壁柔韧感，腹部可有压痛，少数压痛明显且有反跳痛。

腹水：当腹水量超过 1 000 mL 时经检查可发现移动性浊音。

其他：常见有腹胀或腹泻。

并发症：以肠梗阻常见。

（三）辅助检查

血液检查：可有轻度至中度贫血，白细胞计数多正常或稍高。病变活动时血沉增快，病变趋于静止时逐渐正常。

结核菌素试验：结核菌素试验呈强阳性有助本病诊断。

腹水检查：腹水为草黄色渗出液，静置后自然凝固，少数呈淡血色，偶见乳糜样，比重一般大于 1.018，蛋白质含量大于 30 g/L，白细胞计数超过 500×10^6/L，以淋巴细胞为主。

其他检查：B 超和 CT 检查可提示肠粘连等征象。X 线检查可发现肠梗阻、结肠瘘及结肠外包块等征象。腹腔镜检查具有确诊价值，但仅限于有游离腹水患者。

（四）护理诊断

疼痛：与腹膜炎症和肠梗阻有关。

营养失调：低于机体需要量，与结核病消耗增加有关。

腹泻：与肠功能紊乱有关。

焦虑：与疾病迁延不愈有关。

潜在并发症：肠梗阻、肠穿孔、肠瘘等。

（五）护理措施

1. 一般护理

休息：重症患者应卧床休息，大量腹水者给予半卧位。

饮食护理：嘱患者多摄入高蛋白、高热量、富含维生素、易消化饮食。

密切观察病情变化：观察腹痛部位、性质、时间，并观察腹泻次数、性状和量及结核毒血症状。

2. 对症护理

腹泻频繁者，及早静脉输液，保持水、电解质平衡，并注意做好肛周皮肤护理；腹痛明显者，可给予腹部热敷、解痉等处理；对有腹内其他结核病灶破溃或穿孔所致的并发症，应给予胃肠减压、禁食等处理；对高热患者做好降温护理。

3. 用药护理

遵医嘱给予全身抗结核药物治疗和（或）腹腔内注药，密切观察疗效及不良反应。

三、炎症性肠病患者的护理

炎症性肠病为累及回肠、直肠、结肠的一种特发性肠道炎症性疾病。临床表现腹泻、腹痛，甚至可有血便。本病包括溃疡性结肠炎（UC）和克罗恩病（CD）。溃疡性结肠炎是结肠黏膜层和黏膜下层连续性炎症，疾病通常先累及直肠，逐渐向全结肠蔓延，克罗恩病可累及全消化道，为非连续性全层炎症，最常累及部位为末端回肠、结肠和肛周。

（一）病因与发病机制

病因和发病机制尚未完全明确，已知肠道黏膜免疫系统异常反应所导致的炎症反应在 IBD 发病中起重要作用，认为是由多因素相互作用所致，主要包括环境、遗传、感染和免疫因素。

（二）临床表现

一般起病缓慢，少数急骤。病情轻重不一。易反复发作，发作诱因有精神刺激、过度疲劳、饮食失调、继发感染等。

1.腹部症状

腹泻：血性腹泻是 UC 最主要的症状，粪中含血、脓和黏液。轻者每日 2～4 次，严重者 10～30 次，呈血水样；CD 腹泻为常见症状，多数每日大便 2～6 次，糊状或水样，一般无脓血或黏液，与 UC 相比，便血量少，鲜血色少。

腹痛：UC 常为局限于左下腹或下腹部阵发性痉挛性绞痛，疼痛后可有便意，排便后疼痛暂时缓解。绝大多数 CD 均有腹痛，性质多为隐痛、阵发性加重或反复发作，部分以右下腹多见，与末端回肠病变有关，其次为脐周或全腹痛。

里急后重：因直肠炎症刺激所致。

腹块：部分 CD 可出现腹块，以右下腹和脐周多见，因肠粘连、肠壁和肠系膜增厚、肠系膜淋巴结肿大所致，内瘘形成以及腹内脓肿等均可引起腹块。

2.全身症状

贫血：常有轻度贫血，疾病急性暴发时因大量出血，致严重贫血。

发热：急性重症患者有发热伴全身毒血症状，1/3 的 CD 患者可有中等度热或低热，间歇出现，因活动性肠道炎症及组织破坏后毒素吸收引起。

营养不良：因肠道吸收障碍和消耗过多，常引起患者消瘦、贫血、低蛋白血症等表现。年幼患者伴有生长受阻表现。

（三）辅助检查

血液检查：可有红细胞和血红蛋白减少。活动期白细胞计数增多，红细胞沉降率增快，血清白蛋白及钠、钾、氯降低。

粪便检查：粪便常规检查肉眼观常有黏液脓血，镜检可见有红细胞和脓细胞，急性期可见巨噬细胞。为排除感染性结肠炎，应行粪便病原学检查。

结肠镜和黏膜活组织检查：是诊断溃疡性结肠炎的重要手段。镜检可见：病变多从直肠开始呈连续性、弥漫性分布，黏膜粗糙呈细颗粒状，血管模糊、脆而易出血，可附有脓性分泌物；病变明显处可见弥漫性糜烂或多发性浅溃疡；慢性病变可见假性息肉，结肠袋变钝或消失。结肠镜下黏膜活检组织病理学可见弥漫性炎性细胞浸润。

X线钡剂灌肠造影：黏膜皱襞粗乱或有细颗粒变化；也可呈多发性浅龛影或小的充盈缺损；结肠袋消失，肠管缩短、变细，可呈管状。对重型或暴发型不宜做此检查，防止加重病情或诱发中毒性巨结肠。

（四）护理诊断

疼痛：与肠道炎症、溃疡有关。

体液不足：与结肠炎症所致的腹泻有关。

营养失调：低于机体需要量，与吸收障碍有关。

（五）护理措施

1.一般护理

休息和活动：轻症者注意休息，减少活动量，防止劳累；重症者应卧床休息，保证睡眠，以减少肠蠕动，减轻腹泻、腹痛症状。

饮食护理：指导患者食用质软、易消化、高热量、高蛋白、低渣饮食，以利于吸收，减轻对肠黏膜的刺激，供给足够的热量，维持机体代谢的需要。

2.病情观察

严密观察腹痛的特点及生命体征的变化，以了解病情的进展情况。如腹痛性质突然改变应注意是否合并大出血、肠梗阻、肠穿孔等并发症，要配合医生积极抢救。观察每天排便的次数，粪便的量、性状，监测血红蛋白及电解质的变化。

3.对症护理

疼痛的护理：给患者耐心解释疼痛的原因，使其减轻焦虑、恐惧等不良情绪，增强自信心，配合治疗。教给患者缓解疼痛的方法，如放松、转移注意力，也可用针灸等止痛。

腹泻的护理：全身症状明显的患者应卧床休息，注意腹部保暖，可用暖水袋腹部热敷，以减弱肠道运动，减少排便次数，并有利于腹痛等症状的减轻。加强肛周皮肤的护理，排便后应用温水清洗肛周，保持清洁干燥。

4.用药护理

根据医嘱用药，以减轻炎症、缓解腹痛。注意药物的不良反应，如应用柳氮磺吡啶，应注意有无恶心、呕吐、皮疹及白细胞减少、关节痛等；应用糖皮质激素者，要注意其用量，病情缓解后逐渐减量至停药，注意减药速度不要太快，以防止反跳现象。

5.心理护理

护理人员应鼓励患者树立自信心，告诉患者及其家属，本病的轻型和长期缓解者预后较好，促进治疗疾病的主动性，自觉不懈地配合治疗。应尊重患者，为患者提供相对私密的空间，如尽量安排患者在有卫生间的单人病室等。帮助患者及家属认识患者的实际健康状态，以平和的心态应对疾病，缓解焦虑、恐惧心理。

四、肝硬化患者的护理

肝硬化是一种常见的、进行性的以肝组织弥漫性纤维化、假小叶和再生结节形成为特征的慢性肝病。临床上常有多系统受累，以肝功能损害和门静脉高压为主要表现，晚期常出现消化道出血、肝性脑病、继发感染等严重并发症。

（一）病因与发病机制

引起肝硬化的病因很多，可分为病毒性肝炎肝硬化、酒精性肝硬化、代谢性肝硬化、胆汁淤积性肝硬化、肝静脉回流受阻性肝硬化、自身免疫性肝硬化、毒物和药物性肝硬化、营养不良性肝硬化、隐源性肝硬化等。

（二）临床表现

1.代偿期

它可有肝炎临床表现，亦可隐匿起病。可有轻度乏力、腹胀、肝脾轻度大、轻度黄疸，肝掌、蜘蛛痣。

2.失代偿期

它有肝功能损害及门静脉高压的临床表现。

全身症状：乏力、消瘦、面色晦暗、尿少、下肢水肿。

消化道症状：食欲减退、腹胀、胃肠功能紊乱甚至吸收不良综合征，肝源性糖尿病，可出现多尿、多食等症状。

出血倾向及贫血：齿龈出血、鼻衄、紫癜、贫血。

内分泌障碍：蜘蛛痣、肝掌、皮肤色素沉着、女性月经失调、男性乳房发育、腮腺肿大。

低蛋白血症：双下肢水肿、尿少、腹腔积液、肝源性胸腔积液。

门静脉高压的表现：脾大、脾功能亢进、门脉侧支循环建立、食管胃底静脉曲张，腹壁静脉曲张。

（三）辅助检查

血常规：代偿期多正常，失代偿期会出现不同程度的贫血。脾功能亢进时白细胞和血小板计数亦减少。

尿常规：代偿期一般无变化，失代偿期可出现蛋白尿、血尿和管型尿。有黄疸时可有胆红素、尿胆原增加。

肝功能试验：代偿期正常或轻度异常，失代偿期一般异常。①血清胆红素增高，胆固醇酯低于正常。②转氨酶轻、中度增高。③血清总蛋白正常，降低或增高，但白蛋白下降，球蛋白增高。④凝血酶原时间延长。

免疫功能检查：体液免疫检查可有血清IgG、IgA、IgM均增高，以IgM增高最为显著，细胞免疫检查可有T淋巴细胞数低于正常，可出现抗核抗体、抗平滑肌抗体等非特异性自身抗体。

腹水检查：一般为漏出液，若并发结核性腹膜炎、自发性腹膜炎或癌变时腹水性质会相应发生变化。

（四）护理诊断

营养失调：低于机体需要量，与肝功能减退、门静脉高压引起食欲减退、消化和吸收障碍有关。

体液过多：与门静脉高压、低蛋白血症有关。

活动无耐力：与肝功能减退、大量腹腔积液有关。

焦虑：与担心疾病预后、经济负担沉重等有关。

潜在并发症：上消化道出血、肝性脑病、感染。

（五）护理措施

1.一般护理

休息与活动：代偿期患者应劳逸结合，失代偿期或有并发症者应卧床休息，平卧可增加肝脏的血流量，卧床休息可降低肝脏的代谢率，大量腹水时取半卧位。

饮食：以高热量、高蛋白、富含维生素、易消化的食物为主。肝功能显著减退或有肝性脑病先兆时，应严格限制蛋白摄入，有腹水者应少盐或无盐饮食，限制进水量。食管胃底静脉曲张者应避免进食粗糙、坚硬、刺激性的食物。

观察病情变化：如精神状态、性格行为、腹水、体重、肝功能及全身营养状况等。

2.对症及用药护理

用药护理：按医嘱补充多种维生素、助消化药、抗纤维化药及利尿药等药物，密切观察药效及不良反应。

腹水护理：①大量腹水不能平卧者取半卧位。②腹水患者多伴皮肤干枯粗糙、浮肿、瘙痒，抵抗力低下，故应做好皮肤护理。③观察腹水消长情况，准确记录出入水量。④大量腹水时，应避免使腹内压突然剧增的因素。⑤做好腹腔穿刺放腹水的护理，标本及时送检。

3.心理护理

鼓励患者及时反映心理问题，帮助患者正确看待疾病，引导患者亲属在情感上多关心患者，消除不良情绪，树立治疗信心。

五、原发性肝癌患者的护理

原发性肝癌是我国常见的恶性肿瘤之一，高发于东南沿海地区。我国肝癌患者的中位年龄为 40～50 岁，男性比女性多见。其病因和发病机制尚未确定。随着原发性肝癌早期诊断、早期治疗，总体疗效已有明显提高。

（一）病因与发病机制

原发性肝癌的病因和发病机制尚未确定。目前认为与肝硬化、病毒性肝炎以及黄曲霉毒素等化学致癌物质和环境因素有关。

（二）临床表现

肝区疼痛：半数以上患者肝区疼痛为首发症状，多为持续性钝痛、刺痛或胀痛。主要是由于肿瘤迅速生长，使肝包膜张力增加所致。位于肝右叶顶部的癌肿累及横膈，则疼痛可牵涉至右肩背部。当肝癌结节发生坏死、破裂，可引起腹腔内出血，出现腹膜刺激征等急腹症表现。

全身和消化道症状：其主要表现为乏力、消瘦、食欲减退、腹胀等。部分患者可伴有恶心、呕吐、发热、腹泻等症状。晚期则出现贫血、黄疸、腹水、下肢水肿、皮下出血及恶病质等。

肝大：肝大呈进行性，肝质地坚硬，边缘不规则，表面凹凸不平呈大小结节或巨块。

肝癌转移症状：肝癌如发生肺、骨、脑等处转移，可产生相应症状。少数患者可有低血糖症、红细胞增多症、高血钙和高胆固醇血症等特殊表现。原发性肝癌的并发症主要有肝性昏迷、上消化道出血、癌肿破裂出血及继发感染。

（三）辅助检查

1.肿瘤标志物的检测

AFP：是肝癌早期诊断的主要指标。现广泛用于肝细胞癌的普查、诊断、判断治疗效果和预测复发。

异常凝血酶原（AP）：用放免法测定 AP 对亚临床肝癌有早期诊断价值。

2.超声检查

其可显示直径为 2 cm 以上的肿瘤，对早期定位诊断有较大价值，结合 AFP 检测，已广泛应用于普查肝癌，有利于早期诊断。彩色多普勒血流成像中分析测量进出肿瘤的血液流量，根据病灶血供情况，帮助鉴别病变的良恶性质。

3.电子计算机 X 线体层摄影

结合肝动脉造影，它对 1 cm 以下肿瘤的检出率可在 80％以上，是目前诊断小肝癌和微小肝癌的最佳方法。

4.肝血管造影

它能显示直径在 1cm 以上的癌结节，结合 AFP 检测的阳性结果，常用于诊断小肝癌。

5.MRI

无电离辐射，无须造影剂，可三维成像，在诊断肝癌方面优于 CT，能清楚地显示肝细胞癌内部结构特征。

（四）护理诊断

疼痛：与癌细胞侵犯肝组织，肝包膜被牵拉或肝栓塞术后产生栓塞后综合征有关。

营养失调：低于机体需要量，与疼痛、心理反应、化疗所致胃肠道反应及恶性肿瘤对机体的慢性消耗有关。

有感染的危险：与长期消耗及化疗、放疗致白细胞减少、抵抗力下降有关。

恐惧：与上腹剧烈疼痛及担心预后有关。

潜在并发症：上消化道出血、肝性脑病、癌结节破裂出血。

（五）护理措施

1.一般护理

饮食护理：提供高蛋白（肝功能显著减退或有肝性脑病先兆时则应限制蛋白质）、适当热量、富含维生素的饮食，避免摄入高脂肪、刺激性食物。

病情监测：密切观察病情变化，出现异常，及时报告医生，配合医生进行紧急处理。

2.疼痛的护理

注意观察疼痛的部位、性质及伴随症状，及时发现和处理异常情况；保持环境安静、舒适；指导患者放松和转移注意力，遵医嘱给予镇痛药物。

3.肝动脉栓塞术的护理

术前护理：术前做好解释工作，告知治疗的方法、步骤及效果，减轻患者对手术的恐惧和疑虑，积极配合手术。

术后护理：①禁食 2～3 d，逐渐过渡到流质食物。②穿刺部位压迫止血 15 min 再加压包扎，沙袋压迫 6 h，保持穿刺侧肢体伸直 24 h，并密切观察。③术后观察体温变化，高热者遵医嘱给予降温处理，密切监测血清蛋白，注意维持水、电解质的平衡；注意有无肝性脑病的前驱症状。④术后 48 h，遵医嘱给予止痛药。⑤鼓励患者深呼吸、排痰，预防肺部感染。

4.心理护理

给予患者真挚的同情、关心和帮助，给予患者亲属心理支持及必要的心理指导。

六、肝性脑病患者的护理

肝性脑病又称肝性昏迷，是指严重肝病引起的、以代谢紊乱为基础的中枢神经系统功能失调的综合征，其主要临床表现是意识障碍、行为异常和昏迷。有急性与慢性肝性脑病之分。

（一）病因与发病机制

引起肝性脑病的原发病有重症病毒性肝炎、重症中毒性肝炎、药物性肝病、妊娠期急性脂肪肝、各型肝硬化、门体静脉分流术后、原发性肝癌以及其他弥漫性肝病的终末期，而以肝硬化患者发生肝性脑病最多见。诱发肝性脑病的因素很多，如上消化道出血、高蛋白饮食、大量排钾利尿、放腹水，使用安眠、镇静、麻醉药，便秘、尿毒症、感染或手术创伤等。这些因素大体都是通过：①使神经毒质产生增多或提高神经毒质的毒性效应。②提高脑组织对各种毒性物质的敏感性。③增加血脑屏障的通透性而诱发脑病。

（二）临床表现

肝性脑病的临床表现因原有肝病的性质、肝细胞损害的轻重缓急以及诱因的不同而很不一致。一般可根据意识障碍程度、神经系统表现和脑电图改变，将肝性脑病分为5期。

0期（潜伏期）：无行为、性格的异常，无神经系统病理征，脑电图正常，只在心理测试或智力测试时轻微异常。

1期（前驱期）：轻度性格改变和行为失常，如欣快激动或淡漠少言，衣冠不整或随地便溺。应答尚准确，但吐词不清且较缓慢。可有扑翼样震颤（肝震颤），患者脑电图多正常。此期历时数日或数周。有时症状不明显，易被忽视。

2期（昏迷前期）：以意识错乱、睡眠障碍、行为失常为主。前一期症状加重。定向力和理解力均减退，对时间、地点、人物概念混乱，不能完成简单的计算和智力构图。言语不清，书写障碍，举止反常较常见。多有睡眠时间倒错，昼睡夜醒，甚至部分患者出现幻觉、恐惧、狂躁。此期患者有明显神经体征，如腱反射亢进、肌张力增高，Babinski征阳性。扑翼样震颤存在，脑电图有特征性异常，患者可出现不随意运动及运动失调。

3期（昏睡期）：以昏睡和精神错乱为主，各种神经体征持续或加重，大部分时间患者呈昏睡状态，但可以唤醒，醒时可应答，但患者常有神志不清和幻觉。可引出扑翼样震颤，肌张力增加，四肢被动运动常有抵抗力。锥体束征常呈阳性，脑电图有异常波形。

4期（昏迷期）：神志完全丧失，不能唤醒。浅昏迷时，对痛刺激和不适体位尚有反应，腱反射和肌张力仍亢进；由于患者不合作，无法引出扑翼样震颤。深昏迷时，各种反射消失，肌张力降低，瞳孔常散大，可出现阵发性惊厥、踝阵挛和换气过度。脑电图明显异常。以上各期分界不甚清楚，前后期临床表现可有重叠，病情发展或经治疗好转时，程度可进级或退级。

（三）辅助检查

血氨测定：慢性肝性脑病、门体分流性脑病多伴有血氨增高，而急性肝衰竭所致肝性脑病血氨可正常。

脑电图检查：典型改变为节律变慢，主要出现普遍性每秒 1～3 次 δ 波或三相波。

简易智力测验：测验内容包括书写、构词、画图、搭积木、用火柴搭五角星等。

（四）护理诊断

意识障碍：与血氨增高、中枢神经系统功能失调有关。

照顾者角色困难：与患者意识障碍、照顾者缺乏相关照顾经验，以及病程较长、经济负担过重等有关。

有感染的危险：与长期卧床、营养失调、抵抗力低下有关。

知识缺乏：缺乏肝性脑病的预防知识。

（五）护理措施

1. 一般护理

严密观察病情变化：密切观察患者思维、认知能力、行为的变化，以判断意识障碍的程度。加强生命体征、瞳孔的监测并及时记录。定期复查肝、肾功能及电解质的变化，出现异常及时报告医生进行处理。

安全的护理：尽量安排专人护理，患者出现烦躁或谵妄时应加床栏，必要时使用约束带，防止发生坠床、撞伤或伤害他人等意外。

饮食护理：昏迷者忌蛋白质饮食，供给以糖类为主的食物，应有足够的热量和维生素。患者神志清醒后，可逐步增加蛋白质饮食，每天 20 g，以后每 3～5 d 增加 10 g，但短期内不能超过 50 g/d，最好给予植物蛋白。尽量少摄入高脂食物。显著腹水者应限制钠盐在 250 mg/d。

2. 避免各种诱发因素

避免大量输入液体。

防止感染，出现感染症状时，及时报告医生并遵医嘱及时、准确给予抗生素。

避免大量放腹水和快速利尿。

保持大便通畅，避免便秘。

及时处理上消化道出血，出血停止后应灌肠和导泻，以减少氨的吸收。

3. 用药护理

遵医嘱迅速给予降氨药物，密切观察药物的疗效和不良反应。

参考文献

[1] 王建敏. 实用内科常见疾病护理 [M]. 上海：上海交通大学出版社，2023.

[2] 李明，孙日芬，张盛然，等. 内科疾病治疗策略与护理配合 [M]. 青岛：中国海洋大学出版社，2023.

[3] 宋甜甜. 内科疾病诊疗与护理 [M]. 天津：天津出版传媒集团，2023.

[4] 王洪娟. 内科疾病诊疗与护理 [M]. 天津：天津科学技术出版社，2023.

[5] 侯朝军，丁丹丹，张静，等. 新编内科常见疾病诊疗与护理 [M]. 天津：天津科学技术出版社，2023.

[6] 汤睿. 现代疾病护理与案例解读 [M]. 赤峰：内蒙古科学技术出版社，2023.

[7] 崔文娟，卢林，高卫卫，等. 现代临床常见疾病护理规范 [M]. 青岛：中国海洋大学出版社，2023.

[8] 胡淑丽，王雪琳，张秀英. 现代常见病护理规范 [M]. 上海：上海交通大学出版社，2023.

[9] 程艳华. 临床常见病护理进展 [M]. 上海：上海交通大学出版社，2023.

[10] 万媛，王盼盼，孙云霞，等. 现代常见病临床护理 [M]. 上海：上海交通大学出版社，2023.

[11] 陈丽燕. 现代护理学理论与实践 [M]. 延吉：延边大学出版社，2023.

[12] 谢光红，钟春嫦，刘培，等. 护理学临床与应用实践 [M]. 广州：世界图书出版广东有限公司，2023.

[13] 马文龙，陈惠刚，唐晓健. 临床护理实践与研究 [M]. 长春：吉林科学技术出版社，2023.

[14] 程海英. 临床护理研究与实践 [M]. 长春：吉林科学技术出版社，2023.

[15] 王丽云. 实用内科疾病诊治与护理 [M]. 长春：吉林科学技术出版社，2022.

[16] 王寿华，汤淑红，李晓琳. 实用内科疾病护理 [M]. 汕头：汕头大学出版社，2022.

[17] 王秀萍. 临床内科疾病诊治与护理 [M]. 西安：西安交通大学出版社，2022.

[18] 张娟. 实用内科疾病诊疗与护理实践 [M]. 天津：天津科学技术出版社，2022.

[19] 任秀英. 临床疾病护理技术与护理精要 [M]. 北京：中国纺织出版社，2022.

[20] 张晓艳. 神经内科疾病护理与健康指导 [M]. 成都：四川科学技术出版社，2022.

[21] 张静，吴秀华，姜文文，等．内科常见疾病护理理论与实践 [M]．西安：世界图书出版西安有限公司，2021．

[22] 唐亮，姜萍，牛玉芹．临床内科常见疾病治疗与护理 [M]．广州：世界图书出版广东有限公司，2020．

[23] 苗传燕．临床内科疾病诊疗与护理 [M]．沈阳：沈阳出版社，2020．

[24] 姚美英．内科常见疾病护理实践 [M]．哈尔滨：黑龙江科学技术出版社，2020．

[25] 付玉娜．内科系统疾病的诊疗与护理 [M]．天津：天津科学技术出版社，2020．

[26] 李军红．现代内科疾病诊疗与护理实践 [M]．长春：吉林科学技术出版社，2020．

[27] 李娜．内科护理技术规范 [M]．长春：吉林科学技术出版社，2020．

[28] 王庆秀．内科临床诊疗及护理技术 [M]．天津：天津科学技术出版社，2020．

[29] 孙运涛．内科常见疾病的护理与临床实践 [M]．长春：吉林科学技术出版社，2020．